Vorwort (von Sylvia Bystron)

„Ich liege in meiner Badewanne und genieße das warme Wasser, den Schaum und den wunderbaren Duft meines Bades. Ein Glas Wein steht neben mir und meine Lieblingsmusik erfüllt den Raum. Dabei fällt mein Blick auf die Schaumbadflasche. Auf ihr steht: ‚Für Körper, Geist und Seele! Erfrischend und belebend!' Kitschiger geht's nicht, denken Sie jetzt bestimmt. Das kann schon sein, aber für mich ist es genau das Richtige. Ich fühle mich viel besser."
In letzter Zeit haben meine Familie und ich einige negativen Dinge erlebt, die uns belasteten. Ich bin mir sicher, Sie kennen auch das Gefühl im „Hamsterrad" gefangen zu sein. Natürlich wussten wir, dass wir weniger arbeiten, uns nicht so viele Sorgen machen und mehr Erholungspausen gönnen sollten.
Aber wir haben es nicht getan, bis mein Mann und ich krank wurden. Eine üble Virusinfektion – wir waren total am Ende und ausgebrannt. Nun, der Körper wehrt sich! Uns stellte sich die Frage: Was tun? So konnte es jedenfalls nicht weiter gehen.
Zu dem Zeitpunkt kam das Buch von Frank genau richtig. Schon nach den ersten Seiten, die ich gelesen habe, war mir klar wie recht er doch hatte. Er brachte alle meine Gedanken und Gefühle auf den Punkt. Jeder von uns möchte doch gesund, zufrieden, glücklich und voller Energie sein. Dafür sind wir selbst verantwortlich. Jeden Tag aufs Neue. Wir haben nur das eine Leben und wissen nicht wie lange es währt. Man sollte aufhören, alle Träume auf später zu verschieben und zu warten: Auf das Wochenende, den Urlaub, die Erfüllung des Lebenstraumes. Jeder könnte sofort anfangen das Beste aus dem Tag und dem Augenblick zu mach, in dem er im Hier und Jetzt lebt.
Der Dalai-Lama sagte einmal: „Es gibt nur zwei Tage im Jahr an denen man nichts tun kann. Der eine ist gestern. Der andere morgen Dies bedeutet, dass heute der richtige Tag zum Lieben, Glauben und in erster Linie zum Leben ist."

Frank regt mit seinem Buch zum Nachdenken an und weckt auf. Er macht Lösungsvorschläge und hat Übungen, die uns dabei helfen unsere Energiespeicher aufzufüllen und ein gesünderes und zufriedeneres Leben zu führen. Aber umsetzen müssen wir es selber! Also, aufrappeln und für „Körper, Geist und Seele“ etwas tun, wie es schon auf meiner Schaumbadflasche steht!
Ich wünsche Ihnen ein gesundes, zufriedenes und erfülltes Leben.

Inhaltsverzeichnis

Widmung
Dieses Buch ist allen Menschen gewidmet,
die jeden Tag mehr Energie zur Verfügung haben wollen.

Ich widme es meiner verständnisvollen Familie,
die mich auf diesem Weg sehr unterstützt und mir
immer wieder Kraft zum Durchhalten gegeben hat.

Mein Schatz, du bist meine Muse.
Mein Sohn, du bist meine positive Grundeinstellung.
Meine Tochter, du bist mein weiser Berater.

Außerdem widme ich es allen Seminarteilnehmern,
die eine wichtige Inspiration für meine Arbeit sind.

Dr. Happy empfiehlt – Nächster Halt Energietankstelle

Hallo du da draußen. Möchtest du ein gesundes, leistungsfähiges, zufriedenes und motiviertes Leben führen? Dann ist dieses Buch genau das richtige für dich. Es enthält kein Allheilmittel aber eine super Methode, um all das oben genannte zu erreichen. Aber nur, wenn du auch ins Umsetzten kommst. Vielleicht hast du das eine oder andere schon mal gehört, doch ich bin sicher, dass du noch viel mehr unternehmen kannst, um ein gesundes, erfolgreiches und erfülltes Leben zu führen. Die Tage an denen du drei Stunden willenlos Fernsehen schaust und dich danach darüber ärgerst, sind gezählt. Du hast besseres zu tun.
Hast du nicht auch oft das Gefühl, dass du nicht dein eigenes Leben lebst, sondern das dein Leben gelebt wird? Häufig bist du den gesamten Tag im Autopilot Modus unterwegs, wunderst dich wie schnell die Zeit vergeht und du mal wieder nichts für dich getan hast. All diese Punkte sind in der heutigen schnelllebigen Zeit schon fast an der Tagesordnung. Dann noch dieser Leistungs- und Termindruck! Ständig muss alles immer schnell, besser und genauer erledigt werden. Wo bleibt da der Mensch? Wo bleibst du?! Leider rutschst du oft in den Hintergrund und das geht gar nicht! Doch ab jetzt unterstützt dich Dr. Happy!

Aber wer ist dieser Dr. Happy eigentlich?
Er ist kein richtiger Arzt, aber er weiß eine Menge.
Er ist kein Quertreiber, aber er möchte dich wachrütteln.
Er ist kein Dauergrinser aber er weiß, wie wertvoll eine positive Grundeinstellung ist.

Er möchte, dass du gesund alt wirst und dein Leben mit Freude und Genuss leben kannst. Doch das ist nicht immer einfach so umsetzbar. Genauso wie ein Sportler tägliches Training braucht, benötigst auch du tägliches Training, um Deine Lebensenergie

hoch zu halten. Schaffst du es, dann wird dein Lohn ein gesunder Körper, ein leistungsfähiger Verstand, eine emotionale Intelligenz und eine Seele im Gleichgewicht sein. Aber das bedarf Achtsamkeit, bewusstere Wahrnehmung und die Bereitschaft, etwas zu verändern.
Du und nicht dein Umfeld bestimmst dein Leben, nicht die Industrie oder die Politiker. Was möchtest du erreichen und was benötigst du, um es umzusetzen? Sehr viel Energie und genau darum geht es in diesem Buch. Sammle dir so viel Lebensenergie an wie du tragen kannst, dein Körper wird es dir danken.

Aktiviere mit meiner Unterstützung deine 4 Lebens-Energie-Quellen: den Körper, den Verstand, die Emotionen und die Seele, für deine Gesundheit, Leistungsfähigkeit, Zufriedenheit und die innere Balance! Und wie du all das schaffen kannst, zeige ich dir in diesem Buch.

Ich freue mich sehr auf dich!
Dein Frank Fuhrmann alias Dr. Happy

Die Ausgangsbasis

Möchtest du auch zu den Menschen gehören, die am Ende ihres Lebens bereuen, was sie alles verpassen, welche Chancen sie ausgelassen haben und was sie noch alles hätten tun können? Bronnie Ware hat vielen dieser Menschen zugehört, die auf der Palliativstation im Sterben lagen und folgende Aussagen trafen, bevor sie ihr Leben beendeten.

„Ich wünschte, ich hätte ...
... den Mut gehabt, mein eigenes Leben zu leben!“
... nicht so viel gearbeitet!“
... den Mut gehabt, meine Gefühle auszudrücken!“
... den Kontakt zu meinen Freunden aufrechterhalten!“
... mir erlaubt, glücklicher (zufriedener) zu sein!“

Mach dir doch schon diese fünf Punkte bewusst und lebe sie jeden Tag. Setze sie heute noch um, damit du am Ende deines Lebens nicht die gleichen Aussagen triffst. Es liegt an dir die richtigen Entscheidungen zu treffen. Hör auf die Signale, die dein Körper dir täglich sendet und werde aktiv, damit du dir später keine Vorwürfe machen kannst. Lebe ein Leben nach deinen Wünschen, erreiche deine Ziele, werde gesund alt und wenn es geht, ohne Medikamente.
Werde dir deiner bewussten und unbewussten Gedanken, deinen Worten, Handlungen und Gewohnheiten bewusst. Besonders, wenn diese negativ sind, dann stelle sie ab oder verändere sie. Ein Zitat aus dem Talmud kann dich dabei unterstützen:

Achte auf deine Gedanken,
denn sie werden zu Worten.
Achte auf deine Worte,
denn sie werden zu Handlungen.

Achte auf deine Handlungen,
denn sie werden zu Gewohnheiten.
Achte auf deine Gewohnheiten,
denn sie werden zu Charaktereigenschaften.
Achte auf deine Charaktereigenschaften,
denn sie werden zu deinem Schicksal.
Wenn du heute dein Schicksal beeinflussen möchtest,
dann achte auf deine Gedanken!
(aus dem Talmud)

Nutze diese Aussagen als eine Art Aufmunterung, die dir helfen wird, deinem Unterbewusstsein auf die Schliche zu kommen. So kannst du herauszufinden, ob du täglich eher positiv oder negativ unterwegs bist. Sei dir bewusst wie du dein Leben lebst und sei täglich achtsam.

Als Erstes kannst du mit deinen bewussten Gedanken arbeiten und diese so zu steuern, wie du dein Leben leben möchtest. Auch wenn du diese nur zu 5 % wahrnimmst, kannst du mit Hilfe einer positiven Einstellung sie bewusst in die für dich richtige Richtung lenken.

An zweiter Stelle hast du deine Worte. Das, was du jeden Tag von dir gibst. Finde heraus was und wie du etwas sagst. Schau auf dich von außen, wenn du dich mit einem Freund unterhältst und höre genau hin. Du wirst an deinen Worten erkennen können, ob sie aus einem positiven oder negativen Gedankengut entstammen.

Als dritten Anhaltspunkt hast du die Möglichkeit, auf deine Handlungen zu achten. Manche Handlungen sind schon zur Gewohnheit geworden, die für dich selbstverständlich sind, so dass du sie gar nicht mehr wahrnimmst. Doch wenn du bewusst langsamer wirst und dich genau analysierst, kannst du auch anhand der Handlungen sehen, ob du positiv oder negativ eingestellt bist. Beobachte dich zum Beispiel mal dabei, welche Handlungen du durchführst, wenn du gestresst bist. Wirst du

dann eher laut oder leise, nervös oder apathisch oder wirst du einfach nur unkonzentriert und fahrig? Wenn du deine Handlungen in einer solchen Situation kennst, kannst du sofort reagieren. So wie sie auftauchen, denn dann weißt du, dass du im Stress bist und etwas ändern solltest.
Und selbst deine Gewohnheiten geben Aufschluss über deine unbewussten Gedanken. Doch hier ist es oft hilfreich, wenn ein Freund/in dich darauf aufmerksam macht. Sollte dich mal wieder eine Gewohnheit in Beschlag nehmen die aus einem eher negativen Gedankengut entspringt. Da Gewohnheiten eigentlich fast immer aus dem Unterbewusstsein kommen, ist es sehr schwer sie selber zu erkennen, doch mit etwas Übung schaffst du es immer mehr.
Dies ist eine Möglichkeit, die dich dabei unterstützt unbewusste Gedanken besser oder überhaupt kennenzulernen. Denn es sind diese unbewussten Gedanken die mit einer hohen Geschwindigkeit, 200.000-mal schneller als deine Gedanken, Dinge erledigen. Wie zum Beispiel alle lebenserhaltenen Maßnahmen, wie Herzschlag, Atmung, Zellneubildung und vieles mehr. Es ist gut so, dass wir über solche Dinge nicht auch noch nachdenken müssen, denn dann wäre dein Verstand völlig überfordert. Dabei macht das Unterbewusstsein keinen Unterschied ob diese Gedanken negativ oder positiv sind, sie werden immer umgesetzt in die eine oder andere Richtung.
Ich habe dir heute einen Brief von einem Klienten mitgebracht. In ihm kannst du als Außenstehender erkennen, welche Worte ein Mensch benutzt, der mit sich und der Welt unzufrieden ist. Diese Person ist stark Burn-out gefährdet. Aber das sollte lieber ein Psychologe oder ein Psychotherapeut entscheiden. Mal sehen was dir durch den Kopf geht, wenn du diese Zeilen liest. Vielleicht findest du die eine oder andere Parallele zu deinen Gedanken oder deiner Lebenssituation.
„Es war Montag. Wieder einer dieser Tage, an denen ich nicht aufstehen wollte. Ich fühlte mich schlapp, energielos, als hätte

mir jemand einen gebrauchten Tag angedreht. Mein Name ist Bye. Ich bin 42 Jahre alt, verheiratet, habe zwei Kinder und ein Haus, was nicht mir gehört, sondern der Bank. In meinem Job fühle ich mich weder wahrgenommen noch wertgeschätzt. Ich erledige dort Dinge, die nicht meinen Fähigkeiten entsprechen und so richtig viel zu entscheiden habe ich auch nicht. Man könnte sagen ich mache Dienst nach Vorschrift. Doch wenn ich ehrlich bin, befriedigt mich das keineswegs. Zu Hause bin ich oft müde und verbringe zu wenig Zeit mit meiner Familie. Auch meine Hobbys kommen in letzter Zeit zu kurz. Ich fühle mich leer, ausgebrannt und getrieben. Wo bleibe ich und der Spaß auf dieser Reise? Ist das mein Leben, soll das alles sein?"

Kommt dir die eine oder andere Aussage bekannt vor? Hast du manchmal auch solche Gedanken? In welchen deiner Lebensbereiche fehlt dir die Energie, um dich aufzuraffen und etwas zu verändern? Überlege doch einmal, war es nicht im letzten Seminar oder letztes Wochenende, als du gesagt hast, dass du gesund alt werden möchtest und mehr Zeit für deine Familie nehmen möchtest? Hast du das alles schon vergessen oder war es dir nicht wirklich wichtig oder gar ernst gemeint?

Doch nimm bitte solche negativen Aussagen und Gedanken sehr ernst, denn sie führen dich in eine Sackgasse. Und wenn du erst einmal tief in der Sackgasse steckst, dann kommst du oft ohne fremde Hilfe nicht wieder heraus. Also nimm dein Leben jetzt in deine Hände und gestalte es nach deinen Wünschen, damit du gesund, zufrieden und erfüllt alt werden kannst.

Die WHO (Welt Gesundheitsorganisation) hat in Studien gezeigt, dass die psychologischen Ermüdungserscheinungen in den letzten Jahren stark auf dem Vormarsch sind. Sie sind schon auf Platz zwei, direkt hinter den Herzkreislauf -erkrankungen. Also gehe sorgsam mit deinen vorhandenen Ressourcen, wie deinem Körper, dem Verstand, deinen Emotionen und deiner Seele um, damit du erkennst, was dir Energie gibt und was dir Energie nimmt.

Dieses Buch zeigt dir, wie du deine 4 Lebens-Energie-Quellen, den Körper, Verstand, Emotionen und Seele wieder zum Sprudeln bringen kannst. Es zeigt Dir mit einfachen Übungen, dass du es schaffen kannst, wenn du es wirklich willst. Lass dich vom Alltag nicht herrunterziehen, sondern werde ab heute zu deinem LebensGESTALTER. Entfalte dein volles Potenzial und erreiche so deine eigene gesunde Spitzenleistung. Wie auch immer diese für dich persönlich aussehen mag.

Für den einen ist es eine Spitzenleistung, wenn er es einmal pro Woche schafft, mit seiner Tochter ein Eis essen zu gehen. Für den anderen kann die Spitzenleistung ein zufriedenes und erfülltes Leben zu führen sein. Weitere empfinden es als Spitzenleistung im Urlaub wirklich mal abzuschalten und komplett runterfahren zu können. Für mich bedeutet Spitzenleistung, gesund alt zu werden auch wenn ich meine Ziele, die ich mir gesteckt habe dann erreiche.
Doch so verschieden wie die Spitzenleistungen und Wünsche im Einzelnen sind, sie alle brauchen bestimmte Vorrausetzungen, damit sie erreicht werden können. Du benötigst einen gesunden Körper, einen leistungsfähigen Verstand, unterstützende positive Emotionen und eine Seele, die im Gleichgewicht ist und so positive Beziehungen zu lässt.
Damit das gewährleistet ist, benötigst du in den einzelnen Bereichen viel Energie und die kannst du dir kostenlos und völlig ungehindert antrainieren. Gib dir so viel Energie wie du benötigst, damit du am Ende deiner Reise sagen kannst, ich habe ein erfülltes Leben gelebt und ich würde es jederzeit wieder so machen.

Sei achtsam und fülle deine 4 Lebens-Energie-Quellen mit positiver Energie auf!

Wie viel Energie hast du?

Wie viel Energie steht dir heute zur Verfügung? Hast du genügend für jeden deiner Lebensbereiche? Diese Fragen kannst du nur dir selber beantworten, indem du in dich hineinhorchst. Wenn nicht, wo bekommst du mehr Energie her? Auf diese Frage liefert dir mein Buch Antworten.

Nun stelle dir einmal vor, du würdest aus vier sprudelnden Quellen, dem Körper, Verstand, Emotionen und Seele bestehen. Wie sieht es mit deinen einzelnen Füllständen aus? Höre einmal in dich hinein und finde heraus, wie es in dir aussieht. Ist eine Quelle schon fast versiegt oder wird weniger, da du dich in einem Hamsterrad befindest und nicht mehr weist, wie du für dich selber sorgen kannst? Das wäre allerdings auf lange Sicht sehr kritisch für deine Gesundheit. Oder ist die Quelle halb voll, da du ab und zu für sie sorgst? Vielleicht sogar dreiviertel voll oder mehr, da du täglich daran denkst, sie aufzufüllen? Ich möchte dir zeigen, wie du achtsam diese Energie in den vier Lebens-Energie-Quellen wiederaufbauen kannst.

Dr. Happy empfiehlt dir: „Pass auf deine vier Lebens-Energie-Quellen auf. Achte darauf, dass sie stets bis zum oberen Bereich gefüllt sind und sich im Gleichgewicht befinden.“ Stelle dir diese Quellen wie sprudelnde Becken für vier Flussläufe vor. Solange die Quellen sprudeln, aktiv sind und sich gegenseitig im Gleichgewicht halten, ist alles in Ordnung. Dann wirst du körperlich gesund sein und in schwierigen Situationen einen kühlen Kopf bewahren und leistungsfähig handeln können. Deine Emotionen werden in einer ausgewogenen Mitte sein und deine Seele lässt die Beine baumeln und ist zufrieden mit sich und der Welt.

Was passiert, wenn eine der Quellen weniger wird oder gar versiegt? Nehmen wir einmal an, dass die Quelle des Verstandes aufgrund von bewussten oder unbewussten Gedanken der Angst abnimmt, wie zum Beispiel bei den Folgenden: „Hoffentlich behalte ich meinen Job!“, „Ich habe Verlustängste. Ich bin so

selten zu Hause, dass ich Angst habe meine Frau zu verlieren!" oder „Ich bin nicht selbstbewusst genug, um diese Tätigkeit durchzuführen!"
Bei diesem Beispiel wäre auch die Quelle der Emotionen betroffen. Sie wird aufgrund solcher Gedanken wie Angst, Sorgen und Verzweiflung weniger sprudeln und an Füllstand verlieren. Begleiten und belasten uns solche Sorgen, wird sich das auf das Gleichgewicht unserer vier Lebensquellen sehr negativ auswirken.
Sollten die Füllstände der Quellen Verstand und Emotionen über eine geraume Zeit weniger werden, wird das Konsequenzen auf die gesamte Balance in unserem Körper nach sich ziehen. Du kannst dir sicher vorstellen, dass es nicht sehr zufriedenstellend ist, den ganzen Tag mit negativen und belastenden Gedanken, begleitet von negativen Emotionen, durch die Welt zu laufen. Diesen Zustand solltest du so schnell wie möglich ändern und diese Quellen wieder auffüllen.
Wie du das am besten machst, zeige ich dir anhand einiger Beispiele in diesem Buch. Doch nun zurück zu dem Beispiel. Wenn die beiden Quellen Verstand und Emotionen weniger werden oder gar versiegen, was glaubst du, passiert dann mit den beiden anderen Quellen, dem Körper und der Seele, auf lange Sicht? Die Quelle der Seele wird unter diesen Voraussetzungen wahrscheinlich in ein Ungleichgewicht geraten. Die Quelle des Körpers wird aufgrund dieser Stressfaktoren die Pflege seines Immunsystem vernachlässigen und so kann es passieren, dass der Körper krank wird. Damit du aber ein zufriedenes, gesundes und erfolgreiches Leben führen kannst, ist es elementar wichtig, achtsam zu sein, alle vier Lebens-Energie-Quellen zu beobachten und auf deren Signale zu hören und zu reagieren. Und das nicht erst, wenn es zu spät ist, sondern täglich.

Lass deine Lebens-Energie-Quellen sprudeln, angefüllt und im Gleichgewicht sein!

Hast du in deinen Lebensbereichen genug Energie?

Nimm einmal all deine Lebensbereiche unter die Lupe und schaue nach, wo du mit deiner Energie in den einzelnen Bereichen stehst. Deine Lebens-Energie kann in den verschiedenen Bereichen völlig unterschiedlich sein und auch mit unterschiedlichen Intensitäten in den jeweiligen Quellen. Ich werde die Lebens-Energie-Quellen im folgenden Abschnitt abkürzen (K=Körper, V=Verstand, E=Emotionen und S=Seele) und dir ein kleines Beispiel der Energiegewinnung in Form einer Frage hinter jede Quelle schreiben. Dies sind einige Lebensbereiche:

Beruf
K = Ist dein Beruf körperlich sehr belastend?
V = Kannst du deine Fähigkeiten und Kompetenzen voll in deinem Beruf einsetzen?
E = Darfst du deine Emotionen zeigen?
S = Hast du ein gutes Verhältnis zu Deinen Arbeitskollegen?

Familie
K = Hast du genügend Auszeiten, um dich zu regenerieren?
V = Bist du autonom in deinen Entscheidungen?
E = Sind Liebe und Wärme deine größten Energiequellen?
S = Erlebst du täglich dein inneres Gleichgewicht?

Freizeit
K = Gibst du deinem Körper die richtige Balance zwischen Belastung und Regeneration?
V = Bist du bereit etwas Neues zu lernen?
E = Machen dir deine Freizeitaktivitäten richtig Spaß?
S = Trägt deine Freizeit zum Abschalten bei, so dass du deine innere Ruhe finden kannst?

Geld

K = Gibst du dir vor lauter Arbeitseinsatz, um Geld verdienen, zu wenig Zeit für Pausen?

V = Kannst du deinen inneren Kritiker bezüglich deiner Glaubenssätze zum Thema Geld positiv beeinflussen?

E = Sind deine Emotionen zum Geld eher unterstützend?

S = Hast du genügend von innen kommende Motivation, um deine finanziellen Ziele auch wirklich zu erreichen?

Gesundheit

K = Hörst du täglich auf die Signale deines Körpers?

V = Bekommt dein Verstand die Möglichkeit auch mal nicht zu denken?

E = Ist das Verhältnis zwischen positiven und negativen Emotionen ausgeglichen oder überwiegt der positive Teil?

S = Findest du täglich deine innere Mitte, als Ruhepol?

Freunde

K = Machst du gerne Sport oder andere Aktivitäten in der Gruppe?

V = Hast du interessante Gespräche mit deinen Freunden?

E = Sind all deine Freunde Energiegeber?

S = Tragen positive Beziehungen zu deinem Seelenheil bei?

Hobbies

K = Hast du eine sportliche oder andere Tätigkeit gefunden, die dir und deinem Körper guttut?

V = Wann hast du das letzte Mal eine Fremdsprache gelernt?

E = Begeistern dich deine Hobbies und kannst du diese Begeisterung auch für dich genießen?

S = Kannst du bei deinen Hobbies die Seele baumeln lassen?

Es gibt bestimmt noch weitere Lebensbereiche, doch diese sind ein guter Ansatzpunkt. Wenn dir noch ein weiterer Bereich einfällt, ergänze diese Liste einfach. Dir werden bestimmt noch mehr Beispiele der Energiegewinnung in den einzelnen Bereichen einfallen. Schreibe sie auf, damit du dich später darauf besinnen kannst, dir selber diese Energie zur Verfügung zu stellen.

Jeder deiner Lebensbereiche braucht dich mit voller Energie!

Schlechte und gute Energie und welchen Einfluss hat das auf deine Gesundheit?

Schlechte Energie zapft die Lebens-Energie-Quellen an und leert sie. Sie raubt dem Körper schlaf und lässt ihn nicht vollständig regenerieren. Sie gibt dem Verstand durch negative Bewertungen oder angesammeltem Stress keine Ruhe. Sie lässt den negativen Emotionen den Vorrang und wirft deine Seele aus dem Gleichgewicht.
Gute Energie ist in jeder Quelle unterstützend und bringt sie zum Sprudeln. Sie gibt dem Körper die nötigen Reserven und seine Kraft. Dem Verstand schenkt sie Offenheit und Leistungsfähigkeit und den Emotionen die richtige Balance zwischen positiven und negativen Emotionen. Die Seele wird in sich selbst ruhen und findet so ihre innere Gelassenheit und auch positive Beziehungen.
Die Menschen sind individuell so verschieden, dass auch die Energieverteilung unterschiedlich ist. Was bei einer Person die Energie mehr werden lässt kann unter Umständen bei einer anderen sogar Energie ziehen. Deswegen habe ich mich für ein Buffet an Übungsformen entschieden. Ich möchte dir so viele

Ideen, Tipps und Anregungen anbieten, damit du dich frei bedienen kannst und so das Beste für dich heraussuchst.
Generell bist du wahrscheinlich eher ein Mensch, der sich wünscht, viel positive Energie zu besitzen. Doch die Umstände sind nicht optimal, sagen viele meiner Kursteilnehmer. Lass dir sagen, oft sind es deine Gedanken und nicht die Umstände, die darüber entscheiden ob du ein zufriedenes oder unzufriedenes Leben führst. Wenn jemand deine Energiezufuhr stoppt oder behindert, dann bist du das leider sehr oft selbst. Dein Verstand, die Emotionen und die Seele haben alle einen Auslöser, wenn dieser betätigt wird, legt sich ein Schalter um und Energie fließt ab. Wo ist bei dir dieser Knopf, der wenn er gedrückt wird, dazu führt das es Dir schlecht geht?
Lerne dich besser kennen, beobachte deine Reaktionen auf bestimmt Situationen und ziehe daraus deine Rückschlüsse, damit du dich in Zukunft besser schützen kannst. Denn viele Abläufe passieren unbewusst und sind so schwer zu entdecken.
Auch das Thema Vergangenheit, Gegenwart und Zukunft spielt hierbei eine wichtige Rolle. Sind es alte Emotionen, oder negative Gedankenmuster oder eine verletzte Seele, die im Heute zu Problemen führen. Ist es Deine Vorstellung über eine bestimmte Zukunft, die Dir Sorgen macht, wie z.B.: Schulden, die sich angehäuft haben, unerfüllte Träume oder fehlender Selbstwert?
Die Auswirkungen auf deine körperliche Gesundheit sind gravierend. Negative Energie macht dich krank und positive Energie erhält deine Gesundheit.

Mach dich auf die Suche nach guter Energie, denn sie lädt dich auf und erhält deine Gesundheit!

Dein Bewusstsein
Bist du Dir deiner SelbstBEWUSST?

Bist Du wirklich achtsam? Denn Achtsamkeit hilft dir, im Hier und Jetzt zu sein und dir ganz bewusst zu werden, also deiner Selbst-BEWUSST. Sie unterstützt dich dabei, dass du ganz bei dir bist und zeigt, wie du die Vergangenheit, aber auch die Zukunft ausblenden kannst. Denn oft sind es die Erfahrungen der Vergangenheit und die Gedanken an eine eventuell eintreffende Zukunft, die dir Angst machen und dich verunsichern. Achtsam zu sein bedeutet nur ganz bewusst das zu tun, was du gerade jetzt in diesem Augenblick machst. Das lässt sich an vielen kleinen Dingen des Alltags trainieren. Zum besseren Verständnis habe ich ein Zitat aus dem Zen-Buddhismus mitgebracht.

Wenn ich sitze, dann sitze ich.
Wenn ich stehe, dann stehe ich.
Wenn ich gehe, dann gehe ich.
Wenn ich esse, dann esse ich!

Geht es dir nicht auch manchmal so? Erwischst du dich gelegentlich dabei, dass du eine Sache machst, aber mit deinen Gedanken schon bei der nächsten Aufgabe bist? Nimm als Beispiel mal etwas ganz Alltägliches und Neutrales: Du möchtest einfach entspannt duschen. Eine Tätigkeit, bei der du wunderbar abschalten könntest, vorausgesetzt du konzentrierst dich einfach auf das Erlebnis. Du spürst, wie das Wasser sanft an deinem Körper hinunterläuft und wie dankbar du bist, einfach so duschen zu können, mit fließend warmem und kaltem Wasser. Und doch bist du häufig dabei mit den Gedanken schon nicht mehr beim Duschen, sondern bei der nächsten Aktivität.
Achtsamkeit ist das wichtigste Werkzeug, um bewusst deine vier Lebens-Energie-Quellen, den Körper, den Verstand, die Emotionen und die Seele, genauer anzuschauen. Sei achtsam und höre

in dich hinein, damit du daraus wichtige Erkenntnisse für dich und dein Leben ziehen kannst.
Heute kann ich dir aus eigener Erfahrung sagen, wie wichtig die Balance der 4 Lebens-Energie-Quellen für mich und mein Leben war, ist und sein wird. Durch die gesundheitlichen Probleme mit meinem Herzen wurde ich täglich achtsamer und habe zugehört, was mein Körper mir mitteilen möchte. Es hat eine Weile gedauert, bis ich die richtigen Ansätze, Antworten und Stellschrauben gefunden habe. Ich stellte fest, dass ich damals mit einer sehr negativen und ängstlichen Denkweise unterwegs war.
Nimm mal deinen Körper. Wie sehr pflegst du deinen Körper? Gibst du ihm die richtige Dosierung von Belastung und Entspannung? Du solltest deinen Körper so behandeln, wie du ein neugeborenes Kind umsorgen würdest. Gib ihm gesundes Essen, lasse ihn Kräftigungsübungen machen, genug schlafen und sich regenerieren. Kümmere dich um die richtige Menge an frischer Luft und Tageslicht. Sorge dich um seine Organe, das Immunsystem und die Zellneubildung und unterstütze sie so gut wie du kannst.
Wie sieht es mit deinem Verstand aus? Lerne deine Gedanken kennen und finde heraus, ob es ein bewusster oder unbewusster war. Bewusste Gedanken sind leicht zu wiederholen, aber die gedanklichen Abläufe aus dem Unterbewusstsein lassen sich nur schwer ergründen. Besonders wichtig ist es aber, beim Unterbewusstsein herauszufinden, ob es gerade in einer positiven oder einer negativen Gedankenspirale steckt. Trainiere deine Gedanken, nutzt den Verstand aktiv und gib ihm aber auch mal eine Ruhepause.
Nimm deine Emotionen bewusst wahr, nenne sie beim Namen und analysiere, was sie dir sagen wollen. Positive oder negative Gedanken und Emotionen haben ihre Daseinsberechtigung. Komme nicht auf die Idee, alle negativen Emotionen zu ignorieren oder wegzuschieben. Gerade negative Emotionen haben sehr oft wichtige Botschaften in sich versteckt. Deswegen

erkenne, was sie dir sagen wollen, und reagiere dann darauf, damit sie danach in Frieden ziehen können.
Achte auch auf deine Seele! Bei ihr es ist wichtig, dass sie in Balance ist. Positive Beziehungen sind ein wichtiger Faktor für eine intakte Seele. In ihr sind deine Werte, Sinnhaftigkeit und Leidenschaften verankert. Lebst du ein Leben im Einklang mit diesen wichtigen Eigenschaften und handelst aus einem inneren Gleichgewicht heraus, dann stellt sich auch die Motivation an deine Seite, um all deine Ziele zu erreichen.
All diese wichtigen Dinge kannst du besonders gut für dich erkennen, wenn du täglich achtsam durchs Leben gehst. Ich stelle immer wieder fest, dass die meisten Menschen behaupten, sie hätten noch nie Achtsamkeitstraining gemacht. Ich dagegen weiß, dass jeder Mensch sogar täglich Achtsamkeit praktiziert, in den verschiedensten Alltagssituationen. Hier ein kleines Beispiel: Wann hast du dir das letzte Mal einen wunderschönen Sonnenuntergang angeschaut? Die meisten Menschen, wenn sie sich nicht gerade mit jemandem unterhalten, achten nur auf die Sonne und sind vollkommen bei sich, ohne störenden Gedanken. Ein solcher Moment ist schon Achtsamkeitstraining. Das ist auch der Grund, warum du dich nach solch einem Erlebnis so wohlfühlst, weil du ganz da warst, in diesem einen Moment.

Das Ziel von Achtsamkeitstraining oder Meditation ist, die Gedanken kommen zu lassen, völlig wertfrei, und sie dann ziehen zu lassen, noch bevor du dich in einen gedanklichen Rattenschwanz verstricken kannst. Die buddhistischen Mönche haben wunderschöne Bilder für diesen Vorgang. Zum Beispiel: Nimm den kommenden Gedanken, setzt ihn auf eine Wolke am Himmel oder auf ein Blatt im Fluss und lasst den Gedanken ziehen. Das ist am Anfang gar nicht so einfach, doch ich sage dir, dass du mit etwas Übung ein wahrer Meister darin wirst.

Durch eine geschulte Achtsamkeit gelingt es dir, in einen guten Kontakt zu deinem Körper zu treten, dir deiner Selbst-BEWUSSTER zu werden. Denn so spürst du, wie dein Körper in den verschiedenen Situationen reagiert, und du kannst so die nötigen Maßnahmen zur Vorbeugung treffen.

Möchtest du gesund alt werden, dann lebe ein SelbstBEWUSSTERES Leben!

Bist du in deinem Leben SelbstVERANTWORTLICH?

Du hast die Verantwortung deinen Wissensstand zu erweitern, zum Beispiel in Bezug auf ein gesundes Leben. Informationen kannst du dir überall holen. Das Wissen ist jedem zugänglich und doch setzen es nur wenige um. Die meisten Menschen glauben das das Leben schon immer so weiter gehen wird und sie solange es ihnen gut geht, sich auch nicht um sich selber kümmern müssen, denn der Körper macht das ja schon. Doch gerade aus einer solchen Handlung heraus resultieren Krankheiten, Konzentrationsschwächen, emotionale Achterbahnfahrten und ein seelisches Ungleichgewicht. Änderst du etwas? Sind Schmerzen da, dann bist du bereit etwas zu tun, sind diese besser, machst du genauso weiter wie bisher. Ignoranz ist das Zauberwort. Wo ist deine SelbstVERANTWORTUNG???

Wenn ich heute unterwegs bin und durch die Innenstädte bummle, dann wird mir eins sehr stak bewusst, die Menschen ernähren sich sehr ungesund. Warum ist das so? Merkt denn das keiner der Betroffenen? Warum ändern sie nicht etwas, denn jedes Gramm zu viel lässt doch den Körper härter arbeiten und hat negative Begleiterscheinungen.

Es geht darum die Verantwortung für dein Tun, deine Gedanken, deine Gefühle und deine Aussagen zu übernehmen.

Ich habe eine sehr treffende Aussage bei meinem Freund und Rednerkollegen Jürgen Zwickel gefunden die das Thema Selbst-VERANTWORTUNG wunderbar beschreibt:

Wer aufhört zu jammern kommt ins Handeln
Wer handelt übernimmt Verantwortung
Wer Verantwortung übernimmt gestaltet
Wer gestaltet übernimmt die Regie für sein Leben!

Ich habe festgestellt, dass sich die Menschen gerne vor der Verantwortung drücken. Aber warum? Das Endergebnis, dein Leben so zu gestalten wie es deinen Wünschen entspricht ist doch ein sehr lohnendes Ziel, oder?

Übernimm SelbstVERANTWORTUNG,
dann kannst du dir auf die Schulter klopfen!

Bist du ein SelbstGESTALTER?

Gestalten ist eine bewusste Entscheidung. Nimm dein Leben in deine Hände und mach das Beste draus! Du bist dein Regisseur und Drehbuchautor, schreib deine Geschichte, so wie du sie erleben möchtest. Sei ein SelbstGESTALTER.
Alles was du in deinem jetzigen Leben erlebst, hast du geschaffen. Ich weiß für den einen oder anderen herrscht gerade eine schwere Zeit. Doch schau dir einmal deine Glaubenssätze genauer an. Sind das alles positive, zukunftsausgerichtete und unterstützende Glaubenssätze oder sind da auch ein paar dabei die dich aufhalten und limitieren? Sei ehrlich. Du wirst in der Quelle des Verstandes die Möglichkeit bekommen mit deinen negativen Glaubenssätzen aufzuräumen, doch zuerst musst du sie erkennen.

Ich habe oft mit einer Person Kontakt dessen Partner vor fünf Jahren gestorben ist und nun lebt dieser Mensch allein. Die Kinder sind schon groß und nicht mehr zu Hause. Die Situation ist nicht beneidenswert. Aber in jedem Telefonat ist die Aussage, dass das Leben schwierig ist, ein paar Mal zu hören. Was glaubst du, ist das Leben für diese Person schwierig? Oh ja, dass kannst du glauben. Alles ist schwierig! Und das solange, bis die Person einsieht, dass es auch Dinge und Situationen gibt, die ihr Leben leichter machen würden. Sie könnte sich ihr Leben so gestaltet. Dies ist ein negatives Beispiel. Es gibt genügend Menschen, die ihr Leben so in die Hand genommen haben, dass sie ein glückliches, erfolgreiches oder freies Leben führen. Was immer eine Person selbstGESTALTEN möchte, kann auch erreicht werden. Ein gutes Beispiel ist Arnold Schwarzenegger, der als Bodybuilder seine Karriere begann. Dann wanderte er nach Amerika aus, um Schauspieler zu werden und das in einer Sprache, die er zu diesem Zeitpunkt nicht beherrschte. Aber damit nicht genug. Er ging in die Politik und wurde Gouverneur von Kalifornien. Arnold zeigt, dass man sein Leben selber gestalten kann und alles erreichen kann was man sich vornimmt. Also sei der Gestalter deines Lebens.

Sei dein eigener Drehbuchautor, Regisseur und Schauspieler in deinem Lebensfilm!

Die Energietankstelle

Energie für den Körper, Verstand, Emotionen und Seele

Der Begriff Energietankstelle trifft den Nagel auf den Kopf. Viele Menschen haben sich aufgegeben und leben ein Leben im Autopilot Modus. Sie kommen nicht in die Umsetzung, sondern leben jeden Tag wie schon den vergangenen. Was machst Du, wenn dein Auto keine Energie (Benzin) mehr hat? Du fährst zur Tankstelle und tankst es wieder auf. Du würdest gar nicht auf die Idee kommen zu Hause auf dem Sofa sitzen zu bleiben mit der Hoffnung, dass das Benzin zu dir und deinem Auto kommt, oder? Oder bist du einer von denen, die trotz fehlendem Benzin versuchen von Frankfurt nach Berlin zu fahren? ☺

Diese Fehler machen aber sehr viele Menschen. Sie glauben, dass sie nichts tun müssen, damit sich ihr Leben verändert. Dem ist aber nicht so. Damit du deine Ziele erreichst, brauchst du Energie, Kraft und Ausdauer. Aber auch der Spaß darf nicht fehlen. Du brauchst eine von innen kommende Motivation und eine Übereinstimmung mit deinem Lebenssinn und deinen Werten. Für all deine 4 Lebens-Energie-Quellen benötigst du viel Energie.

Behalte deine Füllstandsanzeigen deiner Energiequellen jeden Tag im Auge!

EnergieRÄUBER und EnergieGEBER

Was sind deine EnergieRÄUBER oder EnergieGEBER und kannst du diese auch benennen? EnergieRÄUBER sind Personen oder Situationen in deinem Leben, die dir Energie rauben und dich mit einem niedrigeren Energieniveau zurücklassen. Es ist sehr wichtig für Dich zu erkennen wer oder was das ist, damit du dagegenwirken kannst. Die gute Nachricht ist, dass es genauso viele EnergieGEBER gibt, die dir helfen können deinen Energiehaushalt wieder aufzufüllen. Doch auch hier gilt herauszufinden was Dir Energie geben kann, damit du bewusst eine Entscheidung treffen kannst, um sie dir zu holen.

Die folgende Übung wird dir helfen, deine Energie wieder aufzufüllen und zu erkennen, was dir Energie zieht. Nimm dir etwas Zeit und überlege, wie es um deinen Energiehaushalt bestellt ist.

Was füllt deine Quelle auf?	**Was leert deine Quelle?**
Körper Sport, Schlaf, Spaziergänge	Schlafmangel, Alkohol, Stress
______________________	______________________
Verstand Ruhe, Buch lesen, zeichnen	Stress, Lärm, Mobbing
______________________	______________________
Emotionen Sport, lachen, geben, Liebe	Wut, Sorgen, Unzufriedenheit
______________________	______________________
Seele Waldspaziergang, Musik	fehlende private Kontakte
______________________	______________________

Du kannst diese Übung auch gerne gemeinsam mit deinem Partner oder einem Freund durchführen. Durch den anschließenden Austausch der aufgeschriebenen Erkenntnisse erweiterst du deinen eigenen Horizont und bekommst zusätzlich Ideen geliefert, wie du deine jeweiligen Lebensquellen noch mehr auffüllen kannst.
In diesem Buch wirst du für jede Quelle weitere Übungen oder Strategien finden, wie du deine Energie anhäufen kannst. Zusätzlich habe ich verschiedene Personen, die in der Öffentlichkeit stehen interviewt und sie nach ihren Techniken gefragt, wie es um ihren Energiehaushalt bestellt ist. Sie schenken dir ihre persönlichen Anregungen, damit du erkennst, dass es noch weitere Möglichkeiten gibt, wie du am besten mit dir umgehen kannst, um gesund, erfolgreich und zufrieden zu sein.

Vermeide EnergieRÄUBER und sammle so viel EnergieGEBER wie du kannst!

Negative Energie zieht sich zusammen, positive dehnt sich aus

Eine Möglichkeit, um herauszufinden ob du die richtige Energie in deinen 4 Lebens-Energie-Quellen hast, ist die Möglichkeit in dich hineinzuhorchen. Kannst du das Gefühl festmachen, wenn dir Energie genommen oder gegeben wird? Wie fühlt es sich an in deinem Körper, Verstand, Emotionen und Seele? Kannst du die Situationen beschreiben, in denen sich der Körper zusammenzieht und eng wird, weil ihm Energie entzogen wird? Und bei welchen Gelegenheiten wird er weit und lässt dich wieder frei atmen, da er Energie aufnimmt und sich auflädt?
Mit der folgenden Tabelle kannst du schnell und unkompliziert herausfinden, wie du gerade unterwegs bist. Die Wissenschaft

hat herausgefunden, dass der Mensch aus Energie besteht. Wenn sich die Energie in euch ausbreitet, also weit wird, spürst du ein Glücksgefühl. Wenn sie sich zusammenzieht, dann eher eine Enge und Beklommenheit. Wie sieht es bei dir aus?

Energie, die sich ausdehnt, gibt dir Weite, Gelassenheit und Raum zum Leben!

Die allgemeine Enge/Weite Tabelle
mit einigen Beispielen für:

Was entzieht dir Energie und macht dich eng?	Was gibt dir Energie und macht dich weit?
Pessimismus	Optimismus
Müdigkeit	Aktivität
Unsicherheit	Selbstbewusst
Sympathikus	Parasympathikus
Widerstand	Akzeptanz
Sorgen	Vertrauen
Krankheit	Gesundheit
Anspannung	Entspannung
Schulden	finanzielle Freiheit
Unglücklich	Zufriedenheit

Ich habe ja schon ausführlich über die vier Lebens-Energie-Quellen gesprochen und darüber, dass diese sprudeln und im oberen Bereich möglichst im Gleichgewicht sein sollten. Stell dir vor du hast ein sehr gutes Gefühl und bist zufrieden, dann spüre in dich hinein und schau, wie sich die viele Energie in dir anfühlt. Genauso funktioniert das auch andersherum.

Lebe ein glückliches, erfolgreiches und erfülltes Leben und fühle dich dabei weit!

Interviews der Energiebotschafter zur Ausgangsbasis

Ich stelle dir unsere vier Energie Botschafter kurz vor. (Eine ausführliche Beschreibung der einzelnen Personen findest du ab Seite 118 am Ende dieses Buches).

Lina Krhlikar (Sportlerin)
Profi Handballerin aus Slowenien

Matthias Balle (Banker)
VR-Bank Ostalb & Rollstuhl-Tennissportler

Heike Neuberg (Erzieherin & berufstätige Mutter)

Matthias Beier (Geschäftsführer)
Beier + Seitz Elektrotechnik GmbH

Wie sieht es mit deiner Lebensenergie aus, ganz allgemein gesprochen? Wie geht es dir heute?

Lina:
„Mir geht es eigentlich richtig gut. Heute geht's mir gut, obwohl gestern der erste Herbsttag war und Regen. Aber als ich die Sonne gesehen habe, bin ich aufgestanden und habe mich gleich körperlich gut gefühlt. Auch nach dem Training hatte ich keine Beschwerden. Auch die Arbeit lief super, obwohl ziemlich viel los war. Aber irgendwie ist es mir lieber, wenn viel los ist, das ist besser als zu wenig. Ich fühle mich an dem Arbeitsplatz sehr wohl. Ich habe nette Kollegen, es ist ein gutes Team. Wenn alles immer so gut läuft, habe ich auch positive Energie. Heute habe ich auch mit meiner Familie gesprochen, was ich fast jeden Tag mache, das finde ich gut und es baut mich auf. Auch wenn es mir mal schlecht geht, kann ich jederzeit mit ihnen reden. Danach geht es mir gleich besser, weil sie mir Tipps und Unterstützung geben.

Matthias Balle:
„Nachdem ich 2 Wochen krank war, richtig krank mit Fieber und vieles mehr, plus Krankenhausaufenthalt, geht es mir heute eigentlich gut. Aber, ich hatte keinen so richtigen Urlaub. Ich habe ein bisschen Sport gemacht und das schon sehr vernachlässigt in den letzten 2 Wochen. Und jetzt ist der Urlaub auch schon vorbei und auch der Sommer. Handfahrradfahren ist mir mittlerweile zu kalt, der Wind ist zu unangenehm. Ich konzentriere mich jetzt ganz aufs Tennis spielen."

Heike:
„Also, ich fühle mich wohl und mir geht es gut. Ich habe Energie, Lebensenergie für mich. Ich habe keine gesundheitlichen Probleme, dadurch fühl ich mich ganz wohl."

Matthias Beier:
„Sehr gut, seit meiner Krankheit im Jahr 2015 sehr gut. Damals hatte ich eine stressbedingte Schilddrüsenüberfunktion, die mich einen Krankenhausaufenthalt und weitere 3,5 Jahre meines Lebens gekostet hat."

Wenn du eine Lebensenergiebatterie hättest, wie voll wäre die zum heutigen Zeitpunkt?

Lina:
„Meine Lebens-Energie-Batterie ist zu 85%gefüllt."

Matthias Balle:
„Meine Lebensbatterie ist zum heutigen Standpunkt
zu 60% gefüllt."
Heike:
„Für mich sind es heute 90%. Ich würde sagen, sie ist gut gefüllt."

Matthias Beier:
„Bei 90%. Das kann sich aber je nach Tagesform auch ändern, beziehungsweise schwanken. Manchmal ist der Stresslevel so hoch, dass ich nur bei 40% bin. Doch dann gibt es Zeiten wie heute, gerade frisch aus dem Urlaub, da könnte ich Bäume ausreißen und habe das Gefühl ich bin bei 99%.“

Warum ist sie so voll wie sie ist? Hast du dafür eine Erklärung?

Lina:
„Auf jeden Fall, so wie ich schon gesagt habe, meine Familie hilft mir sehr dabei meinen Energielevel hoch zu halten. Wenn ich mich nicht gut fühle oder ich nicht mehr weiß wie es weitergeht, sind sie immer für mich da. Zurzeit ist sogar mein Bruder da mit dem ich auch über meine Probleme reden kann. Und ich habe auch schon viele gute Freundinnen in Deutschland, die mich begleiten. Als ich Beziehungsprobleme hatte, habe ich mir viele Gedanken gemacht, die mir meine Energie geraubt haben. Wenn ich dann mit Freunden zum Kaffee trinken gehe und mit ihnen darüber reden kann, bekomme ich hilfreiche Tipps von ihnen. Dann wird es leichter und mir geht es gleich viel besser. Sie sagen mir: „Lina mach dir keine Gedanken, das wird schon gut werden“, und das hilft mir. Als ich beim Handball verletzt wurde, habe ich mich so unter Druck gesetzt, dass ich mein positives Energieniveau nicht hochhalten konnte. Was natürlich auch nicht gut für die Verletzung war. Es heilte nicht schnell genug oder sogar schlechter. Ich habe mir dann immer viel Gedanken gemacht. Zum Beispiel verletzt kann ich meiner Mannschaft nicht helfen, jetzt fällst du schon wieder aus. Seit ich in Göppingen bin hatte ich ständig etwas. Ich denke aber, dass ich letztendlich dafür zuständig bin, ob mein Energielevel hoch oder niedrig ist. Entweder durch Menschen, die dir helfen

und dich unterstützen oder welche die ständig im Stress sind und dir Energie ziehen. Ich versuche mich aber voll auf mich selbst zu konzentrieren. Damit läuft es richtig gut."

Matthias Balle:
„Ich behaupte, dass ich von der Energie her ein bestimmtes Grundlevel habe. Das ist eigentlich immer so um die 60%. Und wenn es mir richtig gutgeht, dann geht der noch höher. Ich habe generell, egal was kommt immer eine positive Grundeinstellung."

Heike:
„Das ist schwer zu sagen. Die Batterie schwankt auch. Zurzeit sind es zwar 90%, aber wenn ich mir vielleicht mehr Zeit für mich nehmen würde, bewusst, wäre sie vielleicht noch voller, knapp an die 100%. Bewusst für mich Zeit nehmen und regelmäßiger die Dinge für mich tun die mir guttun. Öfter wiederholen, nicht nur einmalig machen. Konsequenter die Zeit für mich nehmen, das fällt mir schwer. Dort immer wieder anzufangen. Aber mir zu sagen: Dies ist jetzt meine Zeit, die gönne ich mir. Deshalb ist meine Batterie dann auch vollgeladen."

Matthias Beier:
„Durch meine Krankheit habe ich vieles in meinem Leben geändert. Ich nehme nicht mehr alles so ernst im Leben, gehe eher zu den wesentlichen Dingen als zu den unwesentlichen. Ich habe gelernt auf mich zu hören, nehme mir mehr Zeit für mich und meine Partnerin. Und ich rege mich nicht mehr so viel über Kleinigkeiten auf, denn sind wir doch mal ehrlich, die meisten Situationen, über die wir uns aufregen sind Kleinigkeiten.

Wenn der Füllstand nicht so ist, wie du ihn gerne hättest, wüsstest du, wie du ihn wieder anfüllen könntest?

Lina:
„Ja, indem ich mehr auf mich höre und nicht darauf was andere sagen oder meinen.

Matthias Balle:
„Im Prinzip schon."

Heike:
„Ja, mehr Zeit für mich."

Matthias Beier:
„Ja, aber das habe ich erst gelernt als ich vom Universum einen Wink mit dem Zaunpfahl bekommen habe. Generell bin ich noch bewusster geworden und höre mehr in mich hinein. Das schaffe ich durch mehr Ruhe, weniger Stress, mehr Sport und mehr Freizeit.

Und weißt du was dazu geführt hat, wenn er so niedrig ist?

Lina:
„Eigentlich weiß ich nicht immer was dazu führt, wenn meine Energiebatterie niedrig ist. Seit wir dein Mentalcoaching hatten, vor 4 Jahren, wenn ich mich richtig erinnere, ist es schon viel besser geworden. Aber trotzdem gibt es noch Tage an denen ich nervös und aufgeregt bin. Besonders wenn ich später im Bett liege und darüber nachdenke was heute alles passiert ist?
Früher fühlte ich mich dann oft schlecht, weil ich mir unsicher war, warum ich so fühle und was zu den Gefühlen geführt hat. Ich konnte nicht so gut einschlafen oder schlafe unruhig. Obwohl ich manchmal 8 Stunden lang schlafe, war ich morgens trotzdem sehr müde. Ich brauchte eine Weile, um eine Antwort

zu finden warum das so ist. Aber seitdem ich auf meine Gefühle höre, passiert das eher selten. Ich schlafe jetzt wieder richtig gut. So analysiere ich mich selber, um mich wieder anzunehmen und zu sagen: „Lina das war heute halt so, kannst du daran etwas ändern?“ Wenn ich merke ich kann an der Situation etwas ändern, oder ich habe mal wieder zu schnell reagiert, dann bin ich wieder beruhigt und weiß welchen nächsten Schritt ich gehen sollte. Wie beim Training, wenn ich denke der Trainer hat Unrecht, dann merke ich, dass ich verbissen und angespannt bin. Wenn ich dann aber darüber nachgedacht habe und feststelle er hatte doch irgendwie Recht, dann ist es für mich aber auch kein Thema, mich am nächsten Tag bei ihm zu entschuldigen.“

Matthias Balle:
„Also, mein Level ist gesunken aufgrund körperlicher Probleme. Auffüllen kann ich meinen Level, durch Bewegung, was für einen Rollstuhlfahrer fast noch viel wichtiger ist, als für einen normalen Menschen. Meine Batterie kann ich durch Konzentration und Muße nach innen wieder auffüllen. Zum Beispiel, wenn ich Gitarre spiele, nur für mich.

Heike:
„Es ist im Alltag nicht immer leicht. Auf der einen Seite ist es schon so das man an viele Dinge denken muss, Familie und Beruf und sich selber dabei ganz vergisst. Auf der anderen Seite habe ich für mich Rituale gefunden, die mir guttun. Dann kommen doch wieder Erledigungen und andere Termine dazwischen um die ich mich kümmere.“

Matthias Beier:
„Ärger privat oder im Geschäft. Mit dem Stress habe ich mittlerweile gelernt umzugehen. Ich richte mich jetzt nicht mehr ständig nach der Agenda und nach dem Stress, sondern plane mir meine Erholungspausen in meinen Terminplaner ein.

Wie fühlt es sich für dich an, wenn du dir Energie nimmst und du Enge spürst?

Lina:
„Eigentlich nicht gut. Ich fühle mich dann schwach und dass ich nicht genug wert bin, ein richtig unangenehmes Gefühl. Als wenn die ganze Welt gegen mich ist."

Matthias Balle:
„Dann werde ich gereizt und bin unleidig."

Heike:
„In der Zeit komme ich dann noch weniger dazu nach mir selber zu schauen. Ich bin dann mit meinen Gedanken schon bei der nächsten Aufgabe und nehme mir weniger Zeit für mich selbst. Da fallen die Rituale, die mir guttun zum Entspannen, Zeit für mich zu haben, weg."

Matthias Beier:
„Kein gutes Gefühl. Man fühlt sich beengt. Früher habe ich das mit Partymachen kompensiert. Heute nehme ich mir mein Fahrrad und gehe damit in den Wald. Mache Freizeitaktivitäten, aber langsam und nicht wie früher das ein neuer Rekord aufgestellt werden muss. Früher habe ich mich dann eher auf mein Motorrad gesetzt und Vollgas gegeben. Alles was damals schnell war, war toll."

Wie fühlt es sich für dich an, wenn du dir Energie gibst und du Weite spürst?

Lina:
„Dann habe ich richtig viel Motivation und werde alle Ziele, die ich mir vorgenommen habe, angehen und auch erreichen.

Möchte dann anderen Tipps geben und sie mitziehen. Es ist schon ein sehr gutes Gefühl, das ich etwas wert bin."

Matthias Balle:
„Dann lache ich und fühle mich gut, einfach zufrieden."

Heike:
„Das spüre ich eher in meinen Emotionen. Diese Zufriedenheit und das Losgelöste, nicht in dem Hamsterrad gefangen zu sein. Keinen Druck/keine Termine zu haben, nicht immer ans Nächste zu denken. Dadurch fühle ich mich entspannter."

Matthias Beier:
„Das sollte eigentlich der normale Lebenszustand sein. Das ich mich glücklich fühle. Heute genieße ich alles das, was mich entschleunigt. Die Natur erleben, mit offenen Augen durchs Leben gehen und mir die Zeit zu nehmen auch mal einen Sonnenuntergang zu genießen. Ich habe mich im Prinzip befreit von dem ganzen Ballast und lebe ein Leben ohne Sorgen. Das ist ein wunderschönes Gefühl von Freiheit."

Dein Körper – Dein Fundament

Das Wunder Mensch – Zahlen / Daten / Fakten

Der menschliche Körper ist ein wahres Wunderwerk an Vollkommenheit, Zuverlässigkeit und Genauigkeit. Immer unter der Voraussetzung, dass du ihm nicht in die Quere kommst. Was heißt das, in die Quere kommen? Das bedeutet, dass wenn du zum Beispiel zu wenig schläfst und sich dadurch dein Körper nicht komplett erholen kann. In die Quere kommen kann auch bedeuten, dass du dich nicht genug bewegst oder dich ungesund ernährst. Dein Körper redet mit dir, doch du hörst oft nicht hin oder ignorierst die Signale. Dann wirst du krank. Doch selbst jetzt hörst du noch nicht in dich hinein. Du nimmst Medikamente, die die Symptome heilen oder lindern, doch damit ist die Ursache für deine Krankheit oft noch nicht beseitigt.
Ich lade dich auf eine Reise zu deinem wundervollen Körper ein. Für die unterstützenden Bilder zu meiner Ausführung schau dir auf YouTube die Dokumentation von Arte, „Das Wunder Mensch" an. https://youtu.be/tMf26VFfHYs
Es leben fast 7.000.000.000 Menschen auf unserem Planeten und jeder einzelne von ihnen ist absolut einzigartig. Keiner hat denselben Finger- oder Augenabdruck, alle sehen anders aus und jeder hat seine eigenen ganz unverwechselbaren Merkmale. Doch eins haben wir alle gemeinsam, unseren wundervollen Körper.
Hier nur ein paar dieser unglaublichen Zahlen, die deinen Körper so einzigartig machen. Dein Körper pumpt jeden Tag 7.999 Liter Blut durch seine Adern. In einem durchschnittlichen Leben schwitzt du ganze 14.197 Liter Flüssigkeit. Deine Knochenzellen produzieren so viel Knochenmaterial, dass du am Ende deines Lebens 12,5 komplette Skelette neben dir aufstellen könntest und du wirst ganze 45 Liter Tränenflüssigkeit verbrauchen. Eine menschliche Zelle ist 1/20 mm groß und

es gibt über 1.000 verschiedene Arten. Dein Körper erzeugt 300.00.00 Millionen Zellen pro Minute, je nach Alter und das nur um die Verbrauchten zu ersetzen. Insgesamt hat dein Körper 100.000.000.000.000 Billionen Zellen. Dein Gehirn ist leistungsfähiger als jeder Hochleistungsrechner auf dieser Erde. Es besitzt 100.000.000.000 Milliarden Neuronen (Gehirnzellen) und diese sind mit 100.000.000.000.000 Billionen Synapsen (Verbindungen) verschaltet.
All diese Zahlen sind so unglaublich groß und beeindruckend, dass es schwer ist für dich nachzuvollziehen, wieviel das wirklich ist. Die Dokumentation versucht durch Bilder ein besseres Verständnis für diese Zahlen zu liefern und das ist ihnen auch gelungen.
Wenn der menschliche Körper so viele Fähigkeiten hat und sich mehrmals in einer Lebensspanne erneuert, dann können wir ihn auch so positiv programmieren, dass er nicht krank wird. Unser Körper kann sich selber heilen. Er lässt Knochen wieder zusammenwachsen, er heilt Wunden und kann mit allerlei Viren, Bakterien und anderen Krankheitserregern fertig werden. Unterstütze Deinen Körper, finde die Ursachen für eine Krankheit und kümmere dich um sie, damit dein Körper wieder die Kraft hat sich selber zu heilen.

Dein Körper ist ein wahres Wunderwerk der Natur, unterstütze ihn!

Erlebe das Wunder Mensch an deinem eigenen Körper

Das tägliche Training ist dazu da, deinen Körper zu pflegen, zu fördern und zu reparieren. Ja, reparieren, denn ein sinnvolles Training hilft dir den Kreislauf anzuregen, die Sauerstoffaufnahme zu verbessern, den Schlaf zu vertiefen, das Immunsystem zu stärken und die Zellneubildung voranzutreiben. Du solltest mindestens 3- bis 4-mal pro Woche für 30 Minuten deine

Ausdauer trainieren und an den anderen Tagen mit eigenem Körpergewicht Krafttraining machen.
Dass Sport auch Einfluss auf deine Psyche hat, ist unumstritten. Menschen, die Sport treiben, sind in der Regel glücklicher als Stubenhocker. Sportliche Aktivitäten können Ängste, Depressionen und den eigenen Stresslevel senken. Aber auch deine Konzentrations- und Leistungsfähigkeit wird durch den Sport gesteigert. Nicht zu vergessen formt Sport auch deinen Körper und kann so zu einem besseren Selbstbild beitragen. Es gibt nichts Schöneres als einen Körper, der nach dem Sport mit dir spricht und sagt, wie glücklich er ist, dass er sich aktiv bewegen konnte.
Doch in deinem Alltag passieren leider immer wieder zwei Dinge: Erstens hörst du nicht aufmerksam zu, wie der Körper mit dir redet, und zweitens, selbst wenn du es hörst, würdest du aus Zeitgründen nicht darauf reagieren. Damit musst du aufhören. Denn dein Körper ist dein Fundament, und wenn das Fundament krank wird, leidest du sehr stark darunter. Viele der Krankheiten, die Menschen in unserer zivilisierten Welt bekommen, hätten verhindert werden können, würden sie nur auf ihren Körper hören.
Aber um eine gesunde und ausgewogene Balance zu halten braucht die Bewegung und Belastung auch die Entspannung und Regeration. Denn dein Körper ist nicht dafür konzipiert, nur zu arbeiten, nur zu funktionieren oder nur Leistung zu bringen. Wie bei einer Wippe gilt es auch hier, einen Ausgleich zu schaffen. Für deinen Körper ist es nicht gesund, nur Gas zu geben und das Wippenende für lange Zeit am Boden zu haben. Das ist wie bei einem Auto, wenn es die gesamte Zeit mit Vollgas fährt, wird der Motor kaputt gehen. So geht es auch unserem Körper, wenn er nicht bewegt wird, also die Wippe auf der anderen Seite zu lange auf dem Boden ist. Hier gilt es, immer wieder für Ausgleich zu sorgen. Gerade deswegen ist es wichtig, auf den Körper zu hören. Damit du in schwierigen Phasen deines Lebens die Wippe wieder in Balance bringen kannst. Die Hauptaufgabe von Regeneration und Erholung sollte sein, dass dein Körper seine

Energiespeicher wieder auffüllen kann. Am leichtesten hat er es im Schlaf. Deshalb ist zum Beispiel ein gesunder Schlaf von 7,5 bis 9 Stunden wichtig. Das bedeutet, er kümmert sich um sein Immunsystem, seine Organe, und auch die Zellerneuerung kann vorangetrieben werden. Diese drei wichtigen Punkte kommen bei einem gestressten Körper zu kurz.

Denn in dem Augenblick, in dem dein Körper Stress empfindet, schaltet er sich in den Kampf- oder Fluchtmodus. Dann ist ihm die Pflege, Regeration und Versorgung des Körpers, der Organe und Zellen so ziemlich egal. Das bedeutet, die Ausschüttung von Adrenalin und Cortisol wird hochgefahren und die lebenswichtigen Funktionen werden auf ein Minimum runtergefahren. Auf lange Sicht ist dieser Zustand sehr ungesund für deinen Körper.

Kennst du das? Endlich Urlaub, du hast dich schon das ganze Jahr darauf gefreut? Dann bist du dort, dein Adrenalin- und Kortisol Spiegel sinken, der Körper kann anfangen, sich zu regenerieren, sich zu reparieren und ... du wirst krank. In dieser Zeit versucht dein Körper, alles wieder auf den optimalen Stand zu bringen, was du mit deinem Stress kaputtgemacht hast. Also kümmere dich schon früher um deinen Körper, damit du ein gesundes und langes Leben führen kannst.

Programme wie autogenes Training, progressive Muskelentspannung, Meditation, Achtsamkeitstraining, Yoga oder Qi Gong sind optimale Unterstützer der Regeneration und auch ein wertvoller Teil zur Entspannung. Ich sage deshalb „ein wertvoller Teil“, da diese Programme auch anstrengend sein können. Besonders am Anfang, bis gewisse Übungsabläufe so automatisiert sind, dass sie dir leichtfallen. Aber auch Zeit in Stille zu verbringen, Dankbarkeitsübungen durchzuführen oder zu beten, sind auch eine wunderbare Art der Entspannung.

Finde die Balance zwischen Anspannung und Entspannung bei allen Tätigkeiten!

Eine gesunde Leistungssteigerung

Bist du im Gleichgewicht mit deiner Belastung, Entspannung und Regeneration, dann hast du die Möglichkeit, genau wie ein Leistungssportler eine Leistungssteigerung herbeizuführen. Im Leistungssport nennen wir Trainer den optimalen Bereich für den nächsten Belastungsreiz, das Fenster der Superkompensation. Wenn sich ein Mensch nach seiner Belastung genügend Zeit zur Erholung gibt und erst im gut erholten Zustand den nächsten Trainingsreiz setzt, kann er so eine kontinuierliche Leistungssteigerung herbeiführen.
Aber nur genau dann, wenn der nächste Trainings- oder Belastungsreiz im gut erholten Zustand erfolgt, also im Bereich der Superkompensation. Im Umkehrschluss kannst du dich auch in den Keller trainieren oder arbeiten. Wenn du den nächsten Trainings- oder Belastungsreiz viel zu früh in der Erholungsphase einsetzt. Im beruflichen Kontext und bei einer fehlenden Lebensbalance wird dieser Impuls auf lange Sicht zu einem starken Leistungsabfall oder einem Burn-out führen.

Die Kunst ist für dich, für deine Vorgesetzten oder dein Trainer, genau den Augenblick zu finden, in dem du deine Erholung wirklich abgeschlossen hast. Dieser Moment ist für jeden Menschen und je nach Lebenssituation individuell und völlig unterschiedlich. Es ist wichtig sich sehr gut zu kennen, um zu wissen wann du wieder so belastbar bist, dass du deine Höchstleistung bringen kannst. Das erfordert viel Feingefühl, ein solides Wissen über deinen Energiehaushalt und Ehrlichkeit dir selbst gegenüber. Finde deine Balance zwischen Belastung und Erholung, dein Körper wird es dir danken.

Eine gesunde Leistungssteigerung ist möglich!
Setze den nächsten Belastungsreiz erst,
wenn du wieder ganz erholt bist!

Was entzieht deinem Körper Energie?

Erkenne die EnergieRÄUBER deines Körpers

Dies ist eine kleine Ideensammlung, von möglichen EnergieRÄUBERN. Sie ziehen deinen Akkus Energie aus deiner körperlichen Lebens-Energie-Quelle ab:

Körper (minus): langes Sitzen, Stress, Krankheit, beim Sport übertreiben, zu wenig & schlechter Schlaf (Schlafmangel), fehlende frische Luft, übermüdet, lange Arbeitstage / zu viele Projekte ohne Pausen, Überanstrengung, Genuss im Übermaß, Bewegungsmangel, schlechtes / ungesundes Essen, Drogenkonsum / Alkohol / Zigaretten

Was bedeutet das für dich, was sind die Auswirkungen?

In dem Augenblick wo du zulässt, dass deinem Körper die Energie entzogen wird, wirst du auf lange Sicht krank. All diese EnergieRÄUBER verhindern, dass sich dein Immunsystem regenerieren kann, dass deine Zellneubildung reduziert wird und dass deine Organe ausreichend versorgt werden.
Du wirst vielleicht aufgrund von falscher Ernährung und Bewegungsmangel sehr viel Gewicht zunehmen. Je schwerer du wirst, um so härter müssen deine Lunge und das Herz arbeiten. Was sie auf Dauer nicht schaffen. Zu wenig Ruhephasen können dazu führen, dass du deinen Stress nicht mehr abbauen kannst. Dein Körper gibt dir Zeichen in Form von Reaktionen wie Kopfschmerzen, Hautirritationen oder Allergien. Er zeigt dir damit das er am Limit ist.
Sollten diese Zeichen nicht ausreichen, so hat der Körper die Möglichkeit noch stärkere Signale zu senden. Zudem gibt es sogar Menschen, die den Körper noch zusätzlich mit Drogen

schwächen, die ihm natürlich sehr schaden. Ich muss schon fast sagen, leider hat dein Körper die Fähigkeiten eine Menge auszuhalten. Würdest du auf einen EnergieRÄUBER sofort die körperlichen Auswirkungen spüren, wären die Chancen größer, dass du versuchst mehr von diesen RÄUBERN abzuwehren und sie nicht in dein Leben zu lassen.

Wie kannst du dich vor ihnen schützen?

Als erstes ist es wichtig achtsam zu sein. Dein Körper redet mit dir jeden Tag. Du muss nur lernen zuzuhören und zu verstehen, was er dir sagen möchte. Verstehe die Signale und unterstütze ihn mit dem was er gerade benötigt.
Wenn du während der Arbeit schon mittags anfängst zu gähnen, dann nutze deine Mittagspause, um einen Powernap zu machen, und ein paar Kraftreserven zu mobilisieren. Aber tue es auch wirklich und hab nicht schon wieder Ausreden parat, warum es jetzt nicht gerade passt.
Stelle dir vor, dein Körper ist ein sehr komplexer Motor von einem sehr wertvollen Auto. Pflege ihn, lasse nicht zu, dass du ihn verheizt und sorge dich um die einzelnen Bauteile. Sie müssen regelmäßig gewartet werden, gut geölt sein und benötigen immer wieder einmal eine Pause zum Abkühlen.
Sorge dich um deinen Körper als wäre er ein wertvolles Auto mit einem komplexen Motor oder noch besser, behandle ihn wie ein neugeborenes Kind!

Was gibt deinem Körper Energie?

Erkenne die EnergieGEBER deines Körpers

Dies ist eine kleine Ideensammlung, von möglichen EnergieGEBERN. Sie laden deine Akkus für deine körperliche Lebens-Energie-Quelle wieder auf:

Körper (plus): Sportaktivitäten / Schwimmen / Fahrrad fahren, Pause / Regeneration, Sport / Bewegung (wohl dosiert), Spaziergänge, ausreichend Schlaf, sich etwas gönnen (Essen, Massage oder ähnliches), ausruhen / Erholung, Urlaub, gutes / gesundes / hochwertiges Essen in der richtigen Menge, an die frische Luft gehen / Wald, Yoga / Qigong / progressive Muskelentspannung / autogenes Training, Freizeitaktivitäten / Hobbies, maßvoller Genuss, Erholung, genug trinken, Gartenarbeit

Was kannst du tun, damit sie Teil deines Lebens sind?

Nimm dir vor das du von heute an alles unternimmst, um deinem Körper Gutes zu tun. Du spürst wie die EnergieGEBER dir und deinem Körper guttun, also hole sie so oft du kannst in dein Leben. Plane den Tag mit Rücksicht auf deinen Körper.
Zum Beispiel wie viele Mahlzeiten möchtest du heute einnehmen? Was möchtest du essen und würde das deinem Körper guttun? Plane genug Zeit ein zum Essen, damit du nicht schlingst, sondern 30-mal kauen kannst. Natürlich mit der Absicht, dass deine Mahlzeit länger als 20 Minuten dauert, damit dein Körper dir signalisieren kann das du satt bist. Deine Verdauung würde es dir danken und auch sehr gut finden, wenn du nach 19:00 Uhr keine Nahrung mehr zu dir nimmst. Trinke den ganzen Tag über genug Flüssigkeit, doch bei den Mahlzeiten eher etwas weniger, denn zu viel Flüssigkeit verdünnt die Verdauungssäfte zu stark. Du siehst es ist möglich die körperlichen EnergieGEBER in deinen Alltag zu integrieren, doch es benötigt eine klare Entscheidung von dir. Mache dir bewusst, was du aus welchem Grund tust und habe dabei das Wohl deines Körpers immer im Hinterkopf.

Was für Möglichkeiten gibt es diese als Ritual zu etablieren?

Eine Möglichkeit positive körperliche Energie Rituale zu etablieren sind feste Zeiten. Zum Beispiel für deine Mahlzeiten, deinen Sport und die nötige Entspannung. Für die richtige Zeit, in der du ins Bett gehen solltest, damit du 7,5 bis 9 Stunden schlafen kannst.
Wenn du eine Aufgabe im Job erledigt hast, dann mache es dir zur Gewohnheit aufzustehen und die erledigte Aufgabe zu feiern. Gib dir eine kurze Pause, genieße die damit verbunden positiven Emotionen und klopfe dir innerlich auf die Schulter. Lobe dich für deine super Arbeit. Das ist nicht nur für deinen Körper gut, sondern auch für dein SelbstBEWUSSTSEIN.
Das Ziel ist, das du Situationen oder Gelegenheiten mit einem Anker (einem Signal) versiehst, der dich daran erinnert, jetzt die körperlichen EnergieGEBER in deinen Alltag einzubauen. Mit etwas Phantasie kannst du jede alltägliche Situation als eine optimale Grundlage für ein Ritual anwenden. Auch wenn es nur die morgendliche oder abendliche Dusche ist.
Wir Sportler lieben Rituale. Doch sollte dein Leben nicht nur von Ritualen bestimmt sein, siehe den Tennisspieler Rafael Nadal. Bei ihm dauert die Aufschlagvorbereitung vor lauter Ritualen, schon fast eine Minute. Nein, Spaß beiseite. Rituale sind wichtig, damit du dranbleibst. Ist eine Tätigkeit erst einmal zu einem Ritual geworden, dann wirst du sie auch immer wieder durchführen.

Viel Spaß beim Etablieren von Ritualen, die dir guttun und die dich dabei unterstützen gesund alt zu werden!

Interviews der Energiebotschafter zur Energie des Körpers

Lina, wie ziehst du deinem Körper Energie?
- Nach einem Handballspiel (bin ich leer)
- Stress
- Verletzung

Lina, wie gibst du deinem Körper Energie?
- Gesundes Essen
- Massage
- Genug Schlaf
- Gutes Training

Matthias Balle, wie ziehst du deinem Körper Energie?
- Krankheit
- Falsche Ernährung
- Zu wenig Schlaf

Matthias Balle, wie gibst du deinem Körper Energie?
- Sport
- Genügend Schlaf
- Gutes Essen
- Wohlige Temperaturen

Heike, wie ziehst du deinem Körper Energie?
- Zu wenig Schlaf
- Gestresst zu sein
- Falsche Ernährung

Heike, wie gibst du deinem Körper Energie?
- Sauna
- Genügend Schlaf
- Zeit für mich
- Moderater Sport

Matthias Beier, wie ziehst du deinem Körper Energie?

- Negative Menschen
- Zu wenig Schlaf
- Krankheit (besonders durch mentalen Stress)

Matthias Beier, wie gibst du deinem Körper Energie?

- Sport und Bewegung
- Gesundes und gutes Essen
- Viel Trinken
- Bewusste Auszeiten

Wie fühlt es sich für dich an, wenn du deinem Körper Energie nimmst und du Enge spürst?

Lina:
„Nicht gut, ich fühle mich dann so, als wenn ich nichts mehr machen kann. Ein Gefühl wie bei einer Ohnmacht. Die Unsicherheit entsteht, weil ich denke, dass ich immer beurteilt oder beobachtet werde. Mein Körper ist dann wie in einem Burn-out Zustand, ganz müde, schlafe dann auch schlecht. Habe plötzlich überall Schmerzen, fast so wie bei einer Grippe, überall Gliederschmerzen."

Matthias Balle:
„Dann fühle ich mich schlecht. Und wenn ich körperlich keine Energie habe, dann habe ich als Rollstuhlfahrer noch ein zusätzliches Problem. Meine Fortbewegung ist dann sehr eingeschränkt und ich bin ziemlich alleine."

Heike:
„Dann habe ich schon mal Kopfschmerzen, kann schlechter einschlafen. Weil ich dann doch noch beschäftigt bin mit meinen Gedanken. Ich kann schlechter abschalten, finde langsam in die

Ruhephase hinein als wenn ich entspannter bin. Sonst habe ich keine körperlichen Symptome."

Matthias Beier:
„Es ist ein schlechtes Gefühl, gibt mir die Angst wieder krank zu werden. Ich suche ständig nach Wegen das ich die Körperenergie wieder auffüllen kann. Und ich versuche die EnergieRÄUBER zu erkennen, sie wahrzunehmen und zu vermeiden. Das gelingt mir mal besser und mal schlechter, doch wenn meine Energie gezogen wird, spüre ich das sofort im Körper.

Wie fühlt es sich für dich an, wenn du deinem Körper Energie gibst und du Weite spürst?

Lina:
„Das fühlt sich gut an. Zum Beispiel während eines Spieles, wenn ich das auf Handball reflektieren kann. Ich habe Phasen während eines Spieles, wo ich wenig Energie besitze, weil ich schon so viel verbraucht habe. Aber wenn ich sehe es läuft gut und wir machen Tore, dann gibt mir das Kraft und Energie. Genauso auch von meinen Mitspielerinnen, das pusht mich noch zusätzlich nach oben. Dann weiß ich, dass mein Körper alles machen kann. Dann fühle ich keine Schmerzen, die kommen erst danach. Nach dem Spiel bin ich dann richtig platt. Nicht nur körperlich, sondern auch mental und emotional. Das passiert mir auch im Alltag wenn alles gut läuft. Dann weiß ich, dass ich nicht krank werde. Nur im Urlaub fällt dann alles von einem ab und man lässt sich gehen und mein Körper fängt an sich zu reparieren."

Matthias Balle:
„Dann kann ich Bäume ausreißen, ich fühle mich dann wenigstens so. Auch kommt meine Lebensenergie zurück. Das habe ich gemerkt, als ich ständig 39 Grad Fieber hatte, da bin ich wie tot. Und langsam kommt es wieder zurück, super. Ein gutes Gefühl."

Heike:
„Dann fühle ich mich gut, mein Körper fühlt sich gut an. Er hat keine Symptome und ich kann dann sehr gut und entspannt einschlafen. Der Körper findet schneller in seinen eigenen Rhythmus.“

Matthias Beier:
„Fühlt sich sehr positiv an und ist auch der richtige Weg für die Zukunft. Das gehört für mich auch zum Erwachsen werden (mit 49 Jahren ☺) dazu. Ganz besonders wichtig ist mir, dass es mir nach der Krankheit wieder besser geht und dass ich diesen Zustand beibehalte. Ich möchte vor lauter arbeiten noch gesund alt werden, das ist mein sehnlichster Wunsch.

Zusammenfassung der Körper-Energie

Dein Körper ist ein großes Wunder. Er kann so viele Dinge von denen du gar nicht merkst das er sie tut. Zum Beispiel repariert er sich selber, wenn du ihm die Gelegenheit dazu gibst und er hält eine Menge aus. Doch wenn er dir Signale schickt, dann höre auf sie und versuche die Ursache zu finden und zu eliminieren.
Kümmere dich täglich um ihn. Wenn du eine sitzende Tätigkeit hast, dann braucht dein Körper noch etwas Bewegung in Form von Ausdauertraining oder Krafttraining. Solltest du eine körperlich sehr anstrengende Woche gehabt haben, dann schicke deinen Körper am Wochenende nicht in die Berge zu einer extremen Klettertour. Das hilft dir vielleicht geistig abzuschalten, doch für deinen Körper wäre ein entspanntes und ruhiges Wochenende besser.
Die Kunst der Superkompensation ist, den optimalen Erholungszustand zu erkennen und dort erst den nächsten Belastungsreiz zu setzen. Das können berufliche Aufgaben und Projekte sein oder im sportlichen Bereich der nächste Trainingsreiz. Lerne dich und deinen Körper so gut kennen, dass du den richtigen Erholungs-

zeitpunkt selber finden kannst und deinem Vorgesetzten sagen kannst wo deine Belastungsgrenzen jetzt gerade sind.

Das ist nur eine von vielen optimalen Vorrausetzungen, um gesund alt zu werden!

Die Enge/Weite Tabelle mit einigen Beispielen für den Körper:

Was entzieht dir Energie und macht dich eng?	Was gibt dir Energie und macht dich weit?
Ignorieren von Körpersignalen	Auf den Körper hören
Herzrhythmusstörungen	Herzkohärenz
nervöse Zuckungen	innere Ruhe und Entspannung
Kopfschmerzen	Ausgeglichenheit
Atemnot / zu flach atmen	tiefe Bauchatmung
hektisches Essen	achtsames Essen
Fertignahrung	Frische Lebensmittel
unruhiger Schlaf	Tiefschlaf
Verspannungen	Entspannte Muskulatur
Dehydration	Ausreichend Flüssigkeit

Dein Verstand – Deine Schaltzentrale

Dein bewusstes Unterbewusstsein

Die primäre Aufgabe unseres Gehirns ist es, unser Überleben zu sichern, dafür muss es schnell und zuverlässig reagieren. Das tut es auch mit erstaunlicher Präzision. Da diese Prozesse in einer wahnsinnigen Geschwindigkeit zwischen Leben und Tod entscheiden, ist das Gehirn so angelegt, das es diese Abläufe aus dem Unterbewusstsein steuert. Doch eins nach dem anderen.

Du hast doch bestimmt schon vom Eisbergmodell gehört, wenn es um die Beschreibung von Bewusstsein und Unterbewusstsein geht. Nicht? Na, dann erkläre ich es dir. Du weißt ja, dass der größere Teil eines Eisberges unter der Wasseroberfläche liegt, das stellt das Unterbewusstsein dar. Da es sich unter der Wasseroberfläche befindet, ist es für unser menschliches Auge nicht sichtbar. So verhält sich das auch mit den unbewussten Gedanken und Abläufen, du bekommst sie im Alltag gar nicht mit. Sie laufen völlig unbewusst ab, es sei denn du bist sehr achtsam und beobachtest deine Gedanken, Worte, Handlugen und Gewohnheiten.

Kommen wir zur Spitze des Eisberges die über der Wasseroberfläche zu sehen ist. Das soll dann dein Bewusstsein verkörpern. Dies sind die bewussten Gedanken, die du tagtäglich verarbeitest. Aber leider denken wir bewusst nur zu 5% und das sind wichtige Entscheidungen, die wir später auch als solche nachvollziehen können. Doch unser Unterbewusstsein denkt 200.000-mal schneller und übernimmt zu 95% alle weiteren schon abgespeicherten Abläufe. Das bewusste Denken, verbraucht viel mehr Energie als das Handeln aus dem Autopiloten Unterbewusstsein. Wenn du aufmerksam bist, kannst du erkennen, was in deinem Unterbewusstsein passiert und welche unbewussten Gedanken sich dort breitmachen. Dein Unterbewusstsein meint es generell nur gut mit dir. Alle lebenswichtigen Funktionen wie Atmung,

Herzschlag, die Versorgung aller Organe, Zellneubildung oder Instandhaltung unseres Immunsystems werden von dem sehr schnellen Unterbewusstsein gesteuert. Dass ist auch gut so, denn unser Bewusstsein wäre mit all diesen Aufgaben hoffnungslos überfordert.
Doch hier ist eben auch das Problem. Bist du mit einem positiv eingestellten Unterbewusstsein unterwegs, ist alles in Ordnung. Doch was passiert, wenn sich bei dir Ängste oder Sorgen im Unterbewusstsein verankert haben? Sich das Unterbewusstsein nun unbewusst jeden Tag, jede Stunde, jede Minute und jede Sekunde mit den Ängsten auseinandersetzt?
Das Unterbewusstsein könnte man gut mit einer Schallplatte vergleichen. Du hast mit Sicherheit in deiner Kindheit viele Dinge gehört, die die Rillen deiner Schallplatte geprägt haben. Oft sind diese Prägungen positiv gewesen. Aber es gibt auch Glaubenssätze unserer Eltern die negativ waren. All diese Prägungen sind bei dir heute abgespeichert und es genügt ein gezielter Knopfdruck und schon reagierst du. Kennst du das?
Dir sind bestimmt solche Gedanken wie: „Das schaffe ich nicht!“ oder „Das kann ich nicht!“ bekannt. So denken viele Menschen einige Male am Tag ganz bewusst. Passiert das häufiger, dann wird ihr Unterbewusstsein diesen Gedanken übernehmen. Steter Tropfen höhlt den Stein, sagt schon das Sprichwort. So kann aus diesem einen einfachen Gedanken, schnell eine Handlung, Gewohnheit oder eine Charaktereigenschaft werden und man kann etwas wirklich nicht!
Füttere dein Unterbewusstsein nur mit den Gedanken, die du auch wirklich in deinem Unterbewusstsein verankert haben möchtest. Unterstütze deine bewusst positiven Gedanken durch Visualisierungen. Somit hast du ein Bild davon, wie es dort aussieht wo du hin gehen möchtest.
Für uns Sportler sind Visualisierungen selbstverständlich. Wir bereiten uns auf einen Wettkampf vor indem wir uns vorstellen wie wir diese Herausforderung angehen, was während des Wett-

kampfes passiert und wie der Ausgang des Wettkampfes ist oder sein könnte. Wir visualisieren dies mit allen Sinnen. Wir fühlen, hören, sehen, riechen und schmecken es, damit wir in dem zu erreichenden Moment schon einige Male waren. So kannst auch du deine Ziele erreichen. Visualisiere deine Zukunft mit allen Fassetten und das jeden Tag, bis die Zukunft ein Teil von dir wird.

Achte nicht nur auf die Spitze des Eisberges, sondern auch auf das was unter der Wasseroberfläche ist!

Lebe mit einem growth mindset (wachstumsorientierte Denkweise)

Es gibt ein fixed mindset (festgefahrene Denkweise) und ein growth mindset (wachstumsorientierte Denkweise). Im letzten Kapitel hast du erfahren, dass das Unterbewusstsein wie eine Schallplatte geprägt wurde. Diese Prägungen sind im Alter in antrainierten, unbewussten Glaubenssätzen wiederzufinden. Oft sind diese Glaubenssätze negativ behaftet. Doch zum Glück nicht alle, je nachdem wie du aufgewachsen bist.
Manche dieser Glaubensätze tragen zu deinem fixed mindset bei. Versteh mich nicht falsch. Ein fixed minset ist nicht schlecht, doch wenn es um negative Glaubenssätze geht lässt es dir wenig Spielraum, um etwas zu verändern. Es ist dann so wie es eben ist, festgefahren. Ein Beispiel aus unserer heutigen Gesellschaft. Es gibt Menschen, die behaupten: „Alle Amerikaner sind oberflächlich.“ Sie behaupten das so vehement, dass man sich wundert wo diese Meinung geprägt wurde. Doch auf die Frage ob sie schon einmal in den USA gelebt haben, verneinen die meisten dann. Dann frage ich mich, woher kommt dann dieses fixed mindset?

Du hast jetzt eine Idee, wie Glaubensätze entstehen können. Weitere Möglichkeiten sind, dass du dir solche Sätze über die Jahre selbst eingeredet hast oder sie durch Erfahrungswerte und Erlebtes in dein Unterbewusstsein abgelegt hast.

Hier ein paar Beispiele für negative Glaubenssätze:

- Du bist nicht gut genug
- Der Tag ist zu kurz, ich habe keine Zeit
- Aus dir wird nie etwas werden
- Ich bin zu alt, um jetzt noch mal neu anzufangen
- Indianer weinen nicht
- Mit dir muss man sich schämen

Hier ein paar Beispiele für positive Glaubenssätze:

- Ich möchte, dass es allen Menschen gut geht
- Ich bin so wie ich bin und das ist gut so
- Ich liebe das Leben und das Leben liebt mich
- Ich bin Teil des wundervollen Universums
- Ich wachse an meinen Aufgaben
- Ich bin stolz auf alles was ich erreicht habe

Besonders, wenn du negative Glaubenssätze hörst, solltest du dir als erstes bewusstmachen, dass das nur ein Gedanke ist. Das bist nicht du! Doch wenn du mit einem solchen negativen Gedanken schon sehr lange „verheiratet“ bist, dann kann es passieren, dass er ein Teil von dir wird und dann ist es ebenso. Das beschreibt ein fixed mindset am besten.

Die gute Nachricht ist, dass du solche negativen Glaubenssätze mit Hilfe eines growth mindset (wachstumsorientierte Denkweise) umwandeln kannst in etwas Unterstützendes. Das ist gar nicht so schwer, ich werde es dir zeigen. Doch da diese Sätze oft im Unterbewusstsein verankert sind, brauchst du etwas Geduld und Ausdauer, um die alten Glaubenssätze neu zu programmieren.

Ein Weg, das zu verändern ist, die Glaubenssätze oder Gedanken zu hinterfragen. Diese Technik habe ich das erste Mal bei einem Online-Event (2007) von Dr. Wayne Dyer gehört. Ich habe zwei Jahre später ähnliche Fragen in seinem Buch „Keine Ausreden! Wie wir destruktive Denkmuster ändern können" gefunden. In dieser Version, habe ich meine eigenen Worte gewählt, mich aber an die Grundgedanken des Autors angelehnt. Mit diesen Fragen kann ich dir eine super Hilfestellung zum Auflösen deiner Glaubenssätze anbieten:

Frage 1: Ist es wirklich wahr, dass ...?
Frage 2: Woher kommt dieser Gedanke ...?
Frage 3: Wie lange hast du ihn schon?
Frage 4: Wie würde dein Leben aussehen ohne diesen Gedanken?
Frage 5: Was wäre ein alternativer Gedanke?

Ich möchte dir anhand des Glaubenssatzes „Ich bin nicht gut genug!" zeigen, welche Auswirkungen und Kraft diese Fragen haben können, um einen negativen Glaubenssatz erst einmal zu neutralisieren.

Glaubenssatz – Ich bin nicht gut genug.

Frage 1:
Ist es wirklich wahr, dass du nicht gut genug bist?
„Ja, es gibt noch Dinge, die ich lernen möchte."

Ich stelle nochmal die Frage:
Ist das WIRKLICH wahr, dass du nicht gut genug bist?
„Wenn du mich so fragst, dann eigentlich nein! Aber es gibt Situationen in meinem Leben in denen ich mich manchmal nicht gut genug fühle."

Können wir uns darauf einigen, dass es nicht wahr ist?
„Ja, es ist grundsätzlich nicht wahr."

Frage 2:
Woher kommt das Gefühl, nicht gut genug zu sein und wo kannst du es in deinem Körper spüren?
„Ich glaube, dass ich mir diese Aussage in den letzten Jahren angeeignet habe. Meine Beziehung ist auseinandergegangen, meine Mutter habe ich gepflegt, aber sie ist trotzdem gestorben, und ich möchte eine neue Herausforderung angehen, aber ich bringe nicht den Mut dazu auf. Ich spüre diesen Gedanken in meinem Herz."

Danke, für deine Offenheit.
Ein Teil dieser Themen geht über ein solches Fragenmodell hinaus und bedarf eines Extracoachings, aber deswegen bist du ja da. Lass uns an dieser Stelle mit den Fragen fortfahren.

Frage 3:
Wie lange hast du das schon?
„Für einige Zeit, ich würde sagen, acht Jahre."

Frage 4:
Wie würde dein Leben aussehen ohne dieses Gefühl?
„Entspannter und ich würde mir mehr zutrauen."

Frage 5:
Was wäre ein alternativer Gedanke?
„Ich bin gut genug, doch es gibt noch ein paar Dinge, bei denen ich mich noch weiterbilden möchte."

Wie fühlt sich diese alternative Aussage jetzt für dich an? Natürlich ist das nicht dein Glaubenssatz, doch so kannst du ihn vom negativen ins positive umwandeln. Die größte Herausforderung ist den alternativen Gedanken für sich zu finden. Mach dir das Suchen nicht zu schwer. Es genügt am Anfang, wenn du es schaffst eine Erleichterung, durch den alternativen Gedanken zu verspüren. Das muss noch nicht gleich eine 180° Wendung sein! Der alternative Gedanke löst deine Spannungen, Ängste und Sorgen, die mit dem alten Glaubenssatz verbunden waren, so dass du leichter und lösungsorientierter handeln kannst.

Ich habe hier drei Spielregeln, mit denen du in der Lage bist, negative in positive Glaubenssätze umwandeln zu können. Positive Glaubenssätze (Affirmationen) sind Aussagen, die positive Überzeugungen oder Glaubenssätze über dich selbst und über dein Leben bekräftigen. Folgendes ist beim eigenen Gestalten von positiven Glaubenssätzen zu beachten:

- Sie sollten positiv, in der Gegenwart und ohne Verneinung formuliert sein.
- Formuliere sie kurz und präzise.
- Sie beginnen mit ‚Ich bin ...' und sollten immer für dich sein und nicht für andere.

Nimm dir etwas Zeit, um dir deine eigenen unterstützenden Glaubensätze zu kreieren. Du wirst sehen, das ist gar nicht so schwer. Visualisiere was du in deinem Leben erreichen möchtest. So erstellst du Glaubensätze, die dich dabei unterstützen dieses Vorhaben auch wirklich anzugehen und zu erreichen. Zum Beispiel: „Ich bin ausdauernd und bleib dran, auch wenn ich auf meinem Weg Hindernisse überwinden darf."

Positive Glaubensätze sind die Rillen
in deiner Schallplatte,
die du auch selber gestalten kannst!

Deine positive Grundeinstellung ist trainierbar

Ich zeige dir welche Möglichkeiten du hast, um dir eine positive Grundeinstellung anzutrainieren. Du kannst sie regelrecht in deinen Verstand einpflanzen, wie eine Pflanze in den Boden. Dann liegt es an dir, diesen Setzling zu pflegen, zu gießen und ihn ins Sonnenlicht zu stellen, damit er gut gedeihen und wachsen kann.

Damit dieser Setzling von Beginn an einen optimalen Nährboden bekommt, besorgst du dir in der Regel noch einen Sack mit guter Erde. Diese bietet dem Setzling in den nächsten Wochen genügend Nahrung und Unterstützung, damit er gut angehen kann. Genauso verhält es sich bei dir. Damit sich eine positive Einstellung in dir manifestieren kann, solltest du dafür die optimalen Vorrausetzungen schaffen.

Das Sprichwort sagt: „In einem gesunden Körper wohnt ein gesunder Geist!“ Also die Voraussetzung Nummer eins ist ein gesunder Körper. Mache dir Gedanken darüber, wie dein Leben aussehen sollte und was du noch erleben möchtest? Schreibe dir diese Gedanken auf, damit sie sich manifestieren können.

Jetzt geht es darum den Setzling zu pflegen. Eine sehr wertvolle Pflege ist es positive Erlebnisse, Situationen oder Gespräche als solche zu speichern. Du wirst von heute an jeden Tag aufmerksam nach Dingen, Situationen oder Gelegenheiten Ausschau halten, die dich glücklich, zufrieden oder fröhlich machen.

Wie bei jedem Training brauchst du ein tägliches Ritual. Bei unserem Setzling sind es die Sonne, der zusätzliche Dünger und natürlich immer wieder etwas Wasser die täglichen Unterstützer des Wachstums. Ein solches Ritual kannst du mit dem Positiven Tagesrückblick etablieren.

Die Aufgabe hört sich ganz einfach an. Aber auf den zweiten Blick ist es für den einen oder anderen gar nicht so leicht. Ich bitte dich für die nächsten drei Monate, jeden Abend drei Dinge, die dich am vergangenen Tag glücklich gemacht haben, kurz vor dem Schlafengehen, aufzuschreiben. Am besten legst du das Tagebuch auf deinen Nachttisch, dann hast du es immer griffbreit. Schreibe bitte drei Ereignisse, Situationen oder Gelegenheiten auf, die dich glücklich oder zufrieden gemacht haben.

Für viele Menschen ist diese Aufgabe schon sehr schwer. Was ist heute passiert ... hm ... und sie denken nach und es will ihnen einfach nichts einfallen. Vielleicht suchen sie nach zu großen Dingen und übersehen dabei die kleinen schönen Momente, die in ihrem Leben passieren. Oder sie sind im täglichen Hamsterrad gefangen und sehen nur noch negatives.
Wichtig ist deine Wahrnehmung. Oft geht man mit einer negativen Einstellung durchs Leben und wundert sich, dass eine ständig negative Situation dich umgibt. In diesen negativen Momenten finden genauso viele positive Ereignisse statt. Doch leider bekommst du diese durch deine negative Denkweise nicht mit. Natürlich gilt diese Aussage auch andersherum: Bist du mit einer positiven Einstellung unterwegs, wirst du mehr Positives erleben. Also meine Bitte an dich: Setze eine positive Brille auf, damit du am Ende des Tages drei positive Ereignisse aufschreiben kannst.

Setze täglich deine positive Brille auf, damit du im Laufe des Tages auch viel Positives findest!

Was entzieht deinem Verstand Energie?

Erkenne die EnergieRÄUBER deines Verstandes

Dies ist eine kleine Ideensammlung, von möglichen EnergieRÄUBERN. Sie ziehen deinen Akkus Energie aus deiner Verstandes Lebens-Energie-Quelle ab:

Verstand (minus): Zweifeln, Stress, Hektik, viele Entscheidungen / zu viel auf einmal, Störfaktoren / Großraumbüro / Lärm, zu lange To do Listen, Planlosigkeit, Fremdbestimmung, Mobbing, Unzufriedenheit, Monotonie, keine Ruhephasen, ein zu hoher eigener Anspruch, Unwissenheit, nicht nachvollziehbares (Sinnvolles) tun zu müssen, Desinteresse, nichts neues auszuprobieren (festhalten an der Komfortzone), Missverständnisse, Sprachlosigkeit, nicht eingetroffene Erwartungen, der innere Kritiker

Was bedeutet das für dich, was sind die Auswirkungen?

„Wie kannst du zur Ruhe kommen, wenn auf dem Dachboden die Stereoanlage voll aufgedreht ist?“ Dies ist eine super Aussage von Andreas Knuf aus seinem Buch: ‚Ruhe da oben‘. Doch leider ist das die Realität. Tag ein Tag aus bist du unter Spannung. Dein Gehirn leistet absolute Höchstleistung und das oft ohne Pause.

Was glaubst du wie lange dein Verstand das noch mitmacht, oder bekommst du schon immer häufiger Kopfschmerzen, hast gelegentlich Konzentrationslücken? Dein Verstand braucht auch eine Pause. Zeit einmal nichts zu denken. Einfach abschalten. Doch so einfach ist das gar nicht, wenn man es nicht gewohnt ist oder es sich einfach antrainiert hat.
Es ist dir vom Schlafrhythmus bekannt. Du hast drei Wochen Urlaub und bist jeden Abend viel später ins Bett gegangen, als du es zu Hause tun würdest. Morgen steht nun der erste Arbeitstag bevor und du versuchst früher ins Bett zu gehen, um ausgeschlafen zu sein. Doch es wird dir nicht gelingen. Auch hier brauchst du wieder ein paar Tage, um in den Rhythmus zu kommen. Genauso verhält es sich mit deinem Verstand. Übe täglich eine Ruhephase einzubauen, damit der Verstand lernt was Ruhe bedeutet.

Bei Nichteinhaltung sind die Folgen nicht nur im Verstand, sondern auch in den anderen Lebens-Energie-Quellen zu merken. Negative Gedanken wirken sich natürlich auf deine Emotionen aus und andersherum ebenso. Aber auch dein seelisches Gleichgewicht leidet darunter. Wenn du diesen Zustand über einen längeren Zeitraum anhältst, wirst du schnell spüren, dass auch dein Körper mit Krankheitsbildern reagieren wird.
Reaktionen vom Körper können sein: Kopfschmerzen, Verspannungen, Rücken- und Gelenkschmerzen, Durchblutungsstörungen, Bluthochdruck oder sogar Diabetes. Die Liste der möglichen Störungen aufgrund eines nicht zur Ruhe kommenden Verstandes, ist bestimmt um vieles länger. Menschen haben mir schon berichtet, dass sie ihr Vorhofflimmern in den Griff bekommen haben, nur durch meditieren und eine Lebensumstellung. Also stell deine Stereoanlage leiser und mache sie gelegentlich einmal ganz aus.

Wie kannst du dich vor ihnen schützen?

Wenn du weißt, was deinem Verstand Energie zieht, dann kannst du versuchen bestimmte Umstände zu vermeiden oder zu ändern. Situationen wie Stress, Monotonie oder Missverständnisse, sind Themen im Außen. Doch mit Hilfe von bewusster Kommunikation sind auch diese Punkte lösbar. Also versuche deine äußeren Umstände zu lieben oder zu verändern.
Doch viel spanender sind alle EnergeiRÄUBER für die selbst du verantwortlich bist. Diese sind auf der einen Seite besser zu verändern, denn es sind ja deine und du kannst dich doch selber leicht verändern, oder? Ja, wenn es so einfach wäre! Ganz so einfach ist es dann doch nicht. EnergieRÄUBER wie, Zweifeln, der innere Kritiker oder die eigene Planlosigkeit sind Muster im Verstand die es zu lösen gilt. Ein paar Lösungsmöglichkeiten habe ich dir in diesem Kapitel schon erklärt.

Doch die Bereitschaft dich besser kennenzulernen, genauer hinzuhören und besser für dich zu sorgen, sind Aufgaben, die du bereit sein musst zu erledigen. Denn, das sind die Schlüssel, um dem Verstand auf die Schliche zu kommen. Sei geduldig mit dir, denn die meisten EnergieRÄUBER sind auch nicht über Nacht gekommen, sondern du hast sie dir mühsam antrainiert. Ja, du hast richtig gehört, du hast sie trainiert. Es wird ein bisschen dauern, bis dein Verstand wieder so arbeitet, wie du es dir wünschst. Schaffe dir genügend Ruhe Phasen im Alltag, in denen du deinen Verstand still werden lassen kannst!

Was gibt deinem Verstand Energie?

Erkenne die EnergieGEBER deines Verstandes

Dies ist eine kleine Ideensammlung, von möglichen EnergieGEBERN. Sie laden deine Akkus für deine Verstandes Lebens-Energie-Quelle wieder auf:

Verstand (plus): Achtsam sein, Lesen; ein gutes Buch, Artikel, Magazin, guter Krimi, den „Horizont" erweitern, Sport, Zeit zum Verstehen / Zuhören, Urlaub, Vorträge anhören, Geben, zwischendurch abschalten, Ratio einschalten, gute Gespräche, Musik, in Stille sein, Yoga, Freiräume, Zeichnen, Ziele, Ruhe (ohne andere Tätigkeiten, auch kein Fernsehen), Herausforderungen, Entspannung, einlassen auf Neues / Neugier / Ausprobieren, Erholung, Perspektivenwechsel, lernen (z.B.: Sprachen), Fort- & Weiterbildung, Denksportaufgaben, Gartenarbeit

Was kannst du tun, damit sie Teil deines Lebens sind?

Starten wir mit dem Thema der Beziehungen. Gute Gespräche, Lob und Anerkennung oder einen super Vortrag anzuhören sind gute EnergieGEBER für den Verstand. Umgib dich mit Menschen, die es gut mit dir meinen und die dir guttun. Lass positive Menschen an deinem Leben teilhaben, sie machen es sehr gerne. Hinterfrage dich selber einmal, wie du reagierst, wenn dich jemand fragt ob du Hilfe benötigst. Reagierst du freudig: „Ja, gerne" oder sagst du eher: „Nein danke, das geht schon." Nur leise in deinen Gedanken denkst du dir: „Das habe ich schon immer selbst gemacht." Doch Hilfe anzunehmen ist ein großer EnergieGEBER für dich, aber auch für die Person die Hilfe anbietet. Wenn du deiner Familie, Freunden oder Arbeitskollegen etwas gibst oder deine Hilfe anbietest, wird sich das sehr belohnend auf deinen Verstand aber auch auf deine Emotionen und deine Seele auswirken.

Finde für deinen Verstand eine gesunde Abwechslung. Er wird zum einen täglich bei der Arbeit in unterschiedlichen Intensitäten gefordert. Doch wie sieht es mit neuen Herausforderungen für den Verstand aus? Gib im etwas zum Arbeiten, etwas noch nie dagewesenes, dass liebt er. Zum Beispiel könntest du anfangen für deinen nächsten Sommerurlaub eine neue Sprache zu lernen oder du bereitest dich auf eine schwierige Bergtour vor. Solche Denksportaufgaben lassen deinen Verstand wachsen und geben ihm Energie.

Aber natürlich sollte die Ruhe und Entspannung nicht zu kurz kommen. Immer mehr Menschen haben Ein- und Durchschlafschwierigkeiten. Das liegt häufig daran, dass sie Probleme haben abzuschalten, dem Verstand Ruhe zu geben. Sitzen in Stille ist vielleicht nicht jedermanns Sache aber sehr wirkungsvoll. Achtsamkeitstraining, eine Traumreise, einfach einmal beten oder etwas Dankbarkeit durchführen können dich und deinen Verstand auch schon ruhiger werden lassen.

Lebe täglich die EnergieGEBER,
die deinen Verstand und dir guttun!

Was für Möglichkeiten gibt es diese als Ritual zu etablieren?

Gerade beim Verstand habe ich festgestellt sind Rituale oder besser gesagt neue Gewohnheiten sehr wichtig. Denn ich möchte ja etwas verändern, eine Verbesserung der jetzigen Situation herbeiführen. Beginne und frage dich was dir wirklich wichtig ist? Du brauchst eine Ausgangssituation, die dich durch den Tag führt und dich immer wieder daran erinnert warum du das eigentlich so machen möchtest.
Bei mir beginnt der Tag schon mit einem für mich sehr wichtige Ritual. Ich nenne es meinen **‚JUMP-Start'** in den Tag. Schaue dir an welche der Bausteine in deine morgendliche Routine passen würden und setze sie gleich morgen früh um, als dein tägliches Ritual. Zuerst klingelt der Wecker (manchmal bin ich auch schon vor dem klingeln wach, da ich genug Schlaf hatte) und ich rolle mich aus dem Bett, um ein 10-minütiges Dehnungs- und Kräftigungsprogramm zu starten.
Im Anschluss daran nehme ich mir Zeit, um meine 3 Tagesziele zu definieren. Ist das getan, visualisiere ich die Ergebnisse mit all meinen Sinnen. Dann gehe ich in die Stille, um den Tag zu starten. Jetzt entscheide ich was ich heute 10% mehr machen möchte als gestern. Zum Beispiel möchte ich heute 10% konzentrierter sein.

Nun schreibe ich drei Affirmationen auf, die mich an diesem heutigen Tag und beim Erreichen meiner Ziele unterstützen sollen und gleich dazu drei Dinge, für die ich dankbar bin. Zu guter Letzt lese ich für 10 Minuten ein inspirierendes oder unterhaltsames Buch (manchmal nur 10 Seiten, doch am Ende eines Monats habe ich ein 300 Seiten starkes Buch gelesen) und gehe dann duschen.
Dieses Ritual dauert in der Regel so 30 bis 45 Minuten und ist für mich ein nicht mehr wegzudenkender Tagesbeginn. Diese

Morgenroutine ist für mich ein großer EnergieGEBER und das nicht nur für den Verstand, sondern auch für alle anderen Lebens-Energie-Quellen. Dies ist nur ein kleines Beispiel, so kannst du über den gesamten Tag verteilt viele Rituale etablieren, die deinem Verstand Energie geben. Sei kreativ und frage dich was möchte ich und wie geht es meinem Verstand dabei?

Ein positiver Start in den Morgen lässt den ganzen Tag zu einem positiven werden!

Interviews der Energiebotschafter zur Energie des Verstandes

Lina, wie ziehst du deinem Verstand Energie?

- Unfairness
- Negative Denker / Jammerer
- Streitgespräche

Lina, wie gibst du deinem Verstand Energie?

- Familie
- Neue Herausforderungen
- Wertschätzung
- Musik & Lesen

Matthias Balle, wie ziehst du deinem Verstand Energie?

- Streit
- Stress
- Unehrlichkeit

Matthias Balle, wie gibst du deinem Verstand Energie?

- Herausforderungen
- Gute Gespräche
- Gitarre
- Geselligkeit

Heike, wie ziehst du deinem Verstand Energie?
- Negative Informationen / z.B. Radio hören
- Zu viele Informationen
- Anstrengende Menschen

Heike, wie gibst du deinem Verstand Energie?
- Ein gutes Buch
- Erfreuliche Gespräche
- Musik / Singen
- Meditation / Ruhe

Matthias Beier, wie ziehst du deinem Verstand Energie?
- Oberflächlichkeit
- Schnelllebigkeit
- Unsichere Auftragslage

Matthias Beier, wie gibst du deinem Verstand Energie?
- Innovationen
- Gute Gespräche
- Langsamkeit, dem Verstand auch mal Ruhe gönnen

Wie fühlt es sich für dich an, wenn du deinem Verstand Energie nimmst und du Enge spürst?

Lina:
„Ich fühle mich dann beobachtet und mein innerer Kritiker fängt im Kopf an zu reden. Dann bin ich sehr aufgeregt und kann meine Gedanken nicht richtig einordnen. Ich werde auch sehr hektisch und unüberlegt."

Matthias Balle:
„Dann bin ich doppelt betroffen. Denn Körper und Geist sind dann bei mir im Negativen. Dann ist schnell alles negativ. Im Kopf entsteht eine Leere und dann die Frage: „Wo kannst du

wieder etwas Positives herziehen? Und aus was bekomme ich sie, wie schaffst du das?“

Heike:
„Dann fühlt sich mein Verstand so an, als wenn er gar nicht mehr zur Ruhe kommt. Das ich immer mehr in dem Hamsterrad gefangen bin, mir noch mehr Gedanken mache und dort nicht mehr herauskomme. Dann denke ich an die Aufgaben, die noch zu erledigen sind und verweile nicht im Augenblick.“

Matthias Beier:
„Ich fühle dann eine große Leere. Ich bin dann kopflos unterwegs und Lustlosigkeit macht sich breit. Auch klare und gute Entscheidungen zu treffen, fällt mir dann im unternehmerischen Alltag sehr schwer. Meinem Verstand fehlt es in so einem Zustand an Kreativität und lösungsorientiertem Denken.

Wie fühlt es sich für dich an, wenn du deinem Verstand Energie gibst und du die Weite spürst?

Lina:
„Ich habe das Gefühl, das ich alles erreichen kann, was ich mir vorgenommen habe. Wenn etwas Positives passiert, Ziele, die ich mir vorgenommen habe, erreicht sind, dann bin ich verständnisvoll und alles wird gut. Dann weiß ich, dass ich auch alles weitere erreichen kann. Es wird alles laufen und ich weiß ich schaffe es.“

Matthias Balle:
„Dann fühle ich mich gut. Ich bin dann lockerer und ausgeglichener.“

Heike:
„Das fühlt sich richtig gut an und ich denke an viel positive Sachen. Wobei es mir dann emotional auch sehr gut geht. In solchen Momenten denke ich daran meine positiven Rituale durchzuführen. Ich habe dann das Gespür dafür, was mir wirklich guttut. Dann sorge ich dafür, dass es mir gut geht, also meinem Verstand. Ich kann dann klarer denken und steige aus meinem Autopiloten aus, um klare Gedanken fassen zu können.“

Matthias Beier:
„Es kommt Freude im Verstand auf. Das Herz geht auf, wird weit. Man nimmt Dinge wieder wahr die man vor her nicht gesehen hat. Meine Wahrnehmung ist auf Positives und Optimismus eingerichtet. Dadurch erlebe ich auch viele positive Situationen, als wenn ich sie magisch anziehen würde.

Zusammenfassung der Verstand-Energie

Das Unterbewusstsein ist dein Freund. Es unterstützt dich dabei die täglichen Routinearbeiten und Abläufe schnell und sicher zu erledigen. Fast schon automatisch. Doch Vorsicht ist geboten, denn dein Unterbewusstsein speichert deine Gedanken und manifestiert diese, egal ob diese positiv oder negativ sind. Im Anschluss daran werden diese Abläufe aus dem Unterbewusstsein abgerufen. Sind negative Gedanken und Abläufe im Unterbewusstsein erst einmal abgespeichert laufen sie oft, ohne dass du es merkst. Das fühlt sich für dich an als wenn du auf Autopiloten (fremd gesteuert) bist.
Wie schon beschrieben benötigst du hier deine Achtsamkeit, um diese Muster zu entdecken und aufzulösen. Hat das Unterbewusstsein positive Abläufe und Gedanken abgespeichert, kann ich dir nur gratulieren, dann fällt dir dein Leben um einiges leichter. Viele sagen zu solch positiven Menschen, dass sie reine

Optimisten sind. Doch ich weiß, dass ein solcher Zustand trainierbar und gesünder ist.
Starte den Tag mit einer wachstumsorientierten Denkweise. Das bedeutet, dass du nicht immer in den festgefahrenen Mustern läufst, sondern auch einmal etwas anderes oder Neues zulässt. Überarbeite deine Glaubenssätze und gestalte für dich unterstützende neue Affirmationen (Glaubenssätze). Diese Schritte sind sehr wichtig, um deinem Verstand die Möglichkeit zu geben sich zu verändern, natürlich zum Positiven.
Dabei hilft dir auch das Training deiner positiven Grundeinstellung. Halte täglich nach Dingen Ausschau, die dich glücklich machen oder die dir Energie für den Tag geben. Ich weiß in unserer heutigen hektischen Zeit fällt es manchmal schwer Positives zu sehen, doch glaube mir, wenn du die Brille der Positivität aufhast wirst du eine Menge positive Dinge erleben und das jeden Tag, jede Stunde und jede Minute.

Gebe Deinem Verstand so viel positive Energie wie du kannst. Er dankt es dir durch eine höhere Leistungsfähigkeit, mehr Kreativität und lösungsorientiertes Denken!

Die Enge/Weite Tabelle mit einigen Beispielen für den Verstand:

Was entzieht dir Energie und macht dich eng?	Was gibt dir Energie und macht dich weit?
negative Einstellung	positive Grundeinstellung
Gedankenkette	nur ein Gedanke
Verurteilen	Akzeptieren
Sich sorgen	Vertrauen
Orientierungslosigkeit	Ziele
das krankhafte EGO	das bedingungslose ICH

bewerten	wertfrei/Wahrnehmung
Angst	Glaube
Anspannung	Ruhe
Monotonie	Liebe am Lernen

Die Emotionen – Dein Herzkompass

Die emotionale Intelligenz

Wie wichtig sind positive Emotionen für dich? Eigentlich möchten wir alle tagein, tagaus mit Freude durchs Leben gehen. Doch es gibt eben auch die negativen Emotionen, sie sind sehr wertvoll, da sie haben eine Botschaft für dich haben. Diese gilt es zu entschlüsseln, darauf zu reagieren und anschließend die negative Emotion ziehen zu lassen. Die Forschung hat festgestellt, dass wir mehrere positive Emotionen benötigen, um eine Negative wieder auszugleichen. Das bedeutet für dich, dass du so viele positive Emotionen sammeln solltest, wie du kannst!

Jeden Morgen stehe ich auf und beginne den Tag, noch vor dem „Jump-Start", mit einer Herzmediation. Diese Meditation ist ein wirklich wahres Geschenk und ich verdanke sie meinem Mentor Robert Holden. Bei seinem Kurs ‚Coaching Happiness' führte er die >Joy< Meditation durch und dabei kamen mir diese Worte in meinen Sinn. Als ich sie aufschrieb, spürte ich die Kraft, die in ihnen lag. Diese Meditation gibt dir die Energie, den neuen Tag positiv, selbstbewusst und mit einer hohen Lebenszufriedenheit zu beginnen. Wenn du diese Worte laut aussprichst, verstärkst du damit noch deren Wirkung.
Du wirst merken, wie dich diese Meditation berührt und dir positive Energie gibt. Lese sie mehrmals ganz in Ruhe, zuerst in Englisch und dann in Deutsch. Spüre dann in dich hinein: Was nimmst du wahr und wie empfindest du, beim Lesen diese Worte? Was macht diese Meditation mit dir und warum unter-

stützt sie positive Emotionen? Sie wird dir helfen, mehr auf dein Herz zu hören. Ich wünsche dir viel Spaß dabei! “

The heart meditation	Die Herzmeditation:
All is well	Alles ist gut
I love myself	Ich liebe mich
I am happy	Ich bin glücklich
I am whole as I am	Ich bin ganz, so wie ich bin
I am in peace and full of love	Ich bin mit mir im Frieden und voller Liebe
I can do everything I want to do	Ich kann alles erreichen, was ich will
I am strong	Ich bin stark

Ich möchte dich bitten, diese Meditation morgens zu machen, bevor du deinen Alltag beginnst. Du kannst sie aber auch zu jeder anderen Tageszeit durchführen, wenn du mehr Nähe zu deinem Herzen suchst. Du kannst erkennen das es sich dabei um positive und unterstützende Affirmationen (Glaubenssätze) handelt. Natürlich kannst du diese Herzmediation umschreiben und deine eigenen Worte benutzen. Wichtig ist, dass sie von Herzen kommen und mit dir in Resonanz gehen.

Höre auf dein Herz, es ist dein Lebensmotor!

Positive Emotionen und deren Wirkung

Ich habe dir einige positive Emotionen mitgebracht. Erlaube dir sie in deinem Alltag zu spüren, sie zu leben und zu genießen. Heiterkeit, Gelassenheit, Selbstbewusstsein, Hoffnung, Stolz, Inspiration, Vergnügen, Ehrfurcht, Liebe und die Dankbarkeit.

Zum besseren Verständnis darüber zu bekommen welche Wirkung sie dir bringen können, habe ich bei der Emotion Dankbarkeit einige Punkte zusammengeschrieben. Da jeder Mensch individuell verschieden ist, variiert auch der jeweilige Nutzen:

Schwächer werdende Mängel
Deine Dankbarkeit hilft dir deine Ansicht auf diese Welt zu verändern.

Erhöhtes Wohlgefühl
Dankbarkeit zu erleben „fühlt sich einfach gut an“, „es hebt die Stimmung“, „du lächelst mehr“ und „es ist dein Vitamin G (für Glücklich sein)“.

Echte Werte
Wenn du die Dankbarkeit gemeistert hast, hilft es dir zu unterscheiden, was wirklich wichtig oder unwichtig ist in deinem Leben.

Heilende Wirkung
Dankbarkeit hilft dir, dich auf das Positive zu konzentrieren. Es ermutigt dich, noch einmal auf alles zu schauen, was du damals als schlecht, als negativ oder als falsch gesehen hast. Schaue hinter deine vergangenen Verurteilungen und finde die Wahrheit, das Lernen, die Heilung und die Liebe.

Herzzentriert
Die Dankbarkeit bringt dich wieder in Kontakt mit deinem Herzen.

Bewusste Verbindung
Das Üben von Dankbarkeit hilft dir, eine größere Verbindung zu deinen Mitmenschen, verschiedenen Orten und dem gegenwärtigen Augenblick aufzubauen.

Jetzt „Glücklich sein"
Dankbarkeit arbeitet in Harmonie mit dem Gesetz der Anziehung, welches besagt, „worauf du dich konzentrierst, das wirst du anziehen".

Schaue dir die anderen Emotionen an und überlege für dich, welche positiven Auswirkungen diese für dich im Alltag haben können. Wenn du weißt welchen Nutzen sie für dich bringen ist die Motivation sie täglich anzuwenden noch höher.

Positive Emotionen machen den Unterschied und unterstützen deine positive Grundeinstellung!

Das Positivitäts-Verhältnis

Damit du ein Gefühl für die täglich eintreffenden positiven und negativen Emotionen bekommst, habe ich dir den ‚Positivity Ratio Test' von Barbara L. Fredrickson mitgebracht. Dieser Test ist ein gutes Werkzeug, um sich mit den eigenen Emotionen zu beschäftigen.
Doch was bedeutet Positivitäts-Verhältnis eigentlich? Es soll dir zeigen, in welchem Verhältnis deine positiven und negativen Emotionen im Verlauf eines Tages zueinanderstehen. Das Ziel ist, dass die positiven Emotionen am Ende des Tages überwiegen. Er gibt dir Anhaltspunkte darüber, wie du innerhalb von 24 Stunden emotional unterwegs bist. Schreibe das Datum oben rechts auf die Seite, betrachte die vergangenen 24 Stunden und trage dein Ergebnis hinter den Emotionen ein. Nutze die 0-4 Skala und trage jeweils das größte Ausmaß ein, indem du folgende Gefühle erlebt hast.

Skala
0 = gar nicht
1 = ein wenig
2 = mäßig
3 = ziemlich
4 = sehr stark

Was ist das stärkste Ausmaß, in dem du dich ... gefühlt hast?

Datum: ____________________

- ☐ **heiter, albern oder amüsiert**
- ☐ wütend, irritiert, verärgert
- ☐ beschämt, erniedrigt, bloßgestellt
- ☐ **ehrfurchtsvoll, voller Staunen oder Bewunderung**
- ☐ geringschätzend, verachtend, höhnisch
- ☐ angewidert, geekelt, abgestoßen
- ☐ verlegen, errötet, befangen
- ☐ **dankbar, anerkennend, verständnisvoll**
- ☐ schuldig, reumütig, tadelnswert
- ☐ hasserfüllt, misstrauisch, argwöhnisch
- ☐ **hoffnungsvoll, optimistisch, ermutigt**
- ☐ **inspiriert, angehoben, unterstützt**
- ☐ **interessiert, wach, neugierig**
- ☐ **freudig, glücklich, froh**
- ☐ **Gefühle von Liebe, Nähe, Vertrauen**
- ☐ **stolz, selbstbewusst, zuversichtlich**
- ☐ traurig, niedergeschlagen, unglücklich
- ☐ ängstlich, furchtsam, besorgt
- ☐ **gelassen, zufrieden, friedvoll**
- ☐ gestresst, nervös, überfordert

Auswertung des Tests

Addiere alle Zahlenwerte aus den fetten und gerade geschriebenen Begriffen, die du mit einer 2 oder höher bewertet hast (= Summe 1). Addiere nun die Zahlenwerte der kursiv geschriebenen Begriffe (= Summe 2). Teile die Summe 1 durch die Summe 2 (1:2).

Was mir an dieser Beobachtung besonders gut gefällt, ist das die positiven und negativen Emotionen nebeneinanderstehen und nicht wie so oft getrennt. Beide Emotionen sind wichtig für dich und haben dir etwas zu sagen. Deshalb höre genau hin und versuche nicht deine Emotionen, besonders die negativen zu unterdrücken.

Mein Mentor Robert Holden las ein Gedicht von Jalal al-Din Muhammad Rumi vor. Der Titel ist: „Das Gästehaus“ und ich habe dir einen Ausschnitt davon mitgebracht. Dieses Gedicht ist ein wunderbares Beispiel wie du mit negativen Emotionen umgehen solltest. Behandle sie als ein Gast, frage sie was sie wollen und dann kannst du sie wieder gehen lassen.

„Das Gästehaus“
Die dunklen Gedanken, die Scham, die Böswilligkeit.
Empfange sie lachend an der Tür
und lade sie ins Haus ein.
Sei dankbar, wer auch immer kommt,
weil jeder von ihnen zu dir gesendet wurde,
als ein Berater des Universums

(© Jalal al-Din Rumi and Colman Barks (1997); Read essential Rumi: „The guest house“; im Buch von Robert Holden (2009); Buch: Be happy, release the power of happiness in YOU; Seite 67)

“Die wertvollsten Geschenke im Leben sind oft sehr schäbig verpackt!“ Wieviel Wahrheit steckt hinter diesen Worten? Im Augenblick einer Krise ist es schwer, aus den auftauchenden negativen Emotionen etwas Gutes zu sehen. Doch wenn etwas Zeit vergangen und die Krise bewältigt ist, kannst du im Rückblick erkennen, wie wahr diese Aussage doch oft ist.

***Lade alle Emotionen zu dir ein,
denn sie haben Botschaften für dich!***

Genieße Deine positiven Emotionen

Ich habe festgestellt, dass viele Menschen große Schwierigkeit haben, in dieser hektischen und ruhelosen Zeit, Positives wahr zu nehmen und dann auch genießen zu können. Also habe ich in Seminaren angefangen diese Fähigkeit zu trainieren. Das Genießen von positiven Emotionen funktioniert sowohl in der Vergangenheit als auch in der Gegenwart und in der Zukunft. Setze dich mit einem guten Freund, deinem Partner oder einem Familienmitglied zusammen und tauscht eure positiven Erfahrungen aus der Vergangenheit miteinander aus.

Für diese Übung brauchst du/ihr: 100 Teelichter, 100 gelbe selbstklebende Post-it-Zettel, 1 Permanentmarker (dünn, schwarz), 1 Feuerzeug, etwas Musik, die euch in eine gute Stimmung versetzt, und ein leckeres Getränk.

Nehmt euch mit dem Partner/Freund mindestens ein einstündiges Zeitfenster. Die Musik läuft, die Stimmung ist voller Vorfreude und ein gekühltes Getränk steht vor euch, was will der Mensch mehr? Nun beginnt der Erste, eine gemeinsam erlebte Begebenheit aus den letzten Jahren zu schildern, und erzählt, warum diese für ihn schön war. Dadurch erlebt der Erzähler die damaligen Emotionen wieder. Der Zuhörer, der ja auch an diesem Erlebnis teilgenommen hat, kann sich in diese positiven Emoti-

onen mit hineinversetzen. Nun teilt er seine Emotionen mit dem Erzähler. Also ein Austausch eurer positiven Emotionen.
Jetzt schreibt der Erzähler ein Wort oder einen Begriff bezogen auf das Ereignis, auf einen Post-it-Zettel, nimmt sich ein Teelicht und klebt den Zettel auf eine freie Stelle im Raum. Er stellt das Teelicht darauf und entzündet dieses. In dieser Zeit ist die beste Gelegenheit, die entstandenen Emotionen zu genießen. Also nehmt euch Zeit! Danach ist der andere mit dem Erzählen an der Reihe und so weiter. Am Ende dieser Übung wird Euer Wohnzimmer in ein warmes Licht von brennenden Teelichtern getaucht sein und ihr seid umhüllt von einem ‚Meer' wunderschöner Emotionen.
Dies ist ein sehr energiegeladenes Bad von positiven Emotionen. Doch wenn sie dir nicht gefällt, dann nimm bitte folgenden Ansatz für dich mit. Sowie du eine positive Emotion erlebst, behandle sie wie einen Schatz und genieße sie. Saug sie in dir auf und Feier diesen wundervollen Moment. Das Leben ist so schnell, dass wir oft die positiven Dinge nicht mehr oder als selbstverständlich wahrnehmen und das ist sehr schade. Dadurch geht uns die Lebensfreude nach und nach verloren. Du siehst also wie wichtig das Genießen von positiven Emotionen ist.
Stelle dir vor du bist ein großer Schwamm, der all die positiven Emotionen in sich aufsaugt!

Was entzieht deinen Emotionen Energie?

Erkenne die EnergieRÄUBER deiner Emotionen

Dies ist eine kleine Ideensammlung, von möglichen EnergieRÄUBERN. Sie ziehen deinen Akkus Energie aus deiner emotionalen Lebens-Energie-Quelle ab:

Emotionen (minus): Wut, Ärger, Streit, Stress, Leid anderer, Gerüchte, Lästern, Traurigkeit, Misstrauen, Pessimismus, Unentschlossenheit, Missverständnisse, Lustlosigkeit, unerwiderte Liebe, Unklarheiten, schlechte Laune, Missstimmungen, Neid, Hass, unterdrückte Emotionen, fehlende Wertschätzung, Enttäuschung, Sorgen, Unzufriedenheit

Was bedeutet das für dich, was sind die Auswirkungen?

Die negativen Emotionen sind eigentlich keine Ernergie RÄUBER. Denn ihre erste Aufgabe ist es dich vor unvorhergesehenen Situationen zu schützen. Nimm doch einmal an du möchtest eine größere Investition auf dem Immobilienmarkt tätigen. Du hast alles besprochen, die Pläne liegen vor und jetzt bekommst du es mit der Angst zu tun. Ist das alles richtig, hoffentlich schaffe ich es den Kredit zurück zu zahlen oder was ist, wenn es schief geht?
Diese oder ähnliche Gedanken könnte die Emotion Angst auslösen. Doch diese Gedanken sind nur dazu da, um dich in Alarmbereitschaft zu bringen, so dass du vorsichtig bist. Vielleicht schläfst du lieber eine Nacht über den Fakten oder redest mit einem guten Freund darüber. Also du siehst negative Emotionen wollen dich nur beschützen. Ohne sie hättest du vielleicht sofort zugeschlagen und es später bereut, weil du etwas Gravierendes übersehen hattest.
Problematisch wird es erst dann, wenn diese negativen Emotionen ständig da sind und du ihretwegen keinen klaren Gedanken mehr denken kannst. So wie beim Gedicht von Rumi, lade alle Emotionen in dein Haus denn sie möchten dir etwas sagen. Hast du zugehört oder daraus gelernt, dann kannst du sie auch wieder ziehen lassen.
Negative Emotionen werden erst dann sehr anstrengend oder ungesund, wenn du mit ihnen „verheiratet“ bist und sie dich nicht

mehr loslassen. Sie sozusagen dein Leben bestimmen. Wenn du zum Beispiel vor lauter Angst nicht mehr entscheidungsfreudig bist oder diese Angst dich sogar beherrscht. Spätestens dann solltest du dir professionelle Hilfe holen, die dich berät.

Wie kannst du dich vor ihnen schützen?

Stelle dir vor, dass deine negativen Emotionen deine Ratgeber sind. Sie sind deine Berater, weise Stimmen, die dir helfen wollen, ohne anzuecken durch das Leben zu gehen. Wie der Trainerstab einer Bundesliga Mannschaft. Da gibt es den Trainer, Mentalcoach, Physiotherapeut, Konditionstrainer und viele mehr. Manche von ihnen unterstützen dich, sind auf deiner Seite und reden dir gut zu. Andere versuchen noch mehr Potenzial aus dir heraus zu kitzeln. Wieder andere sind einfach nur laut und ungehalten über deine Aktionen, die du ablieferst.
Wie würdest du mit der letzten Personenbeschreibung umgehen? Würdest du dir anhören, was der laute und ungehaltene Mensch zu sagen hat und deine Lehre daraus ziehen und dann das machen was du glaubst was das richtige ist? Diese Person hätte seine Aufgabe erledigt und du würdest ihm zumindest gedanklich den Rücken zudrehen. Denn mit solch lauten Personen möchtest du auf Dauer nichts zu tun haben. Sie belasten dich viel mehr, als dass sie dich unterstützen. Stimmt's?
Genauso kannst du das mir deinen negativen Emotionen machen. Ziehe aus dem was sie dir sagen möchten die Lehre und dann lass sie ziehen. Jetzt mach dein Ding und lass dich nicht vom Weg abbringen. Sobald du eine falsche Abzweigung nehmen würdest, melden sich deine Emotionen wieder und versuchen dich auf den rechten Weg zu bringen. Doch die Entscheidung triffst am Ende immer du.
Das ist auch der Grund, warum du dich gar nicht so sehr vor den EnergieRÄUBERn negativer Emotionen schützen musst. Ich glaube es ist besonders wichtig das du dein Leben achtsam lebst

und dir ganz bewusst über deine Gedanken klar wirst. Das du genau weißt das dies ein negativer Gedanke ist, dass du ihn als solchen erkennst und dann für dich nützen kannst. Frage dich: „Was willst du mir sagen?“ und anschließend gut zuhörst damit du die richtige Entscheidung triffst.

Negative Emotionen wollen dich nur unterstützen, begleiten und beratend tätig sein!

Was gibt deinen Emotionen Energie?

Erkenne die EnergieGEBER deiner Emotionen

Dies ist eine kleine Ideensammlung, von möglichen EnergieGEBERN. Sie laden deine Akkus für deine emotionale Lebens-Energie-Quelle wieder auf:

Emotionen (plus): Freunde (haben, treffen, ausgehen), Spaß/ Lachen, Selbstbewusst,sein Verständnis, Vergebung, Bewunderung, Liebe, Gesundheit, Glücksfälle /Glückliche Momente, Gerüche, Geben, weinen vor Freude, emotional positive Menschen, Zuneigung, Optimisten, Gefühl von Nähe, Zugehörigkeit, Harmonie, Zufriedenheit (eine von innen kommende Zufriedenheit), Bestätigungen, Vorfreude, Erfolgserlebnisse, wieder zum Kind werden (Begeisterung)

Was kannst du tun, damit sie Teil deines Lebens sind?

Je nachdem wo du deine Wahrnehmung oder Aufmerksamkeit hin ausrichtest das ziehst du auch in dein Leben. So gesehen haben es Optimisten im Leben leichter, da sie das Glas eher als halb voll sehen als halb leer.

Halte also jeden Tag Ausschau nach positiven Emotionen. Diese sind meistens an ein Ereignis geknüpft. Zum Beispiel hast du im Teil 3, „Der Verstand“ die Aufgabe bekommen einen positiven Tagesrückblick zu schreiben. Nimm einmal an, du hast aufgeschrieben, dass du den Zoo besuchtest. Das Wetter war super schön und du hast viel gesehen, was dich glücklich machte.
Wahrscheinlich waren viele, wenn nicht sogar alle Erlebnisse an diesem Tag mit positiven Emotionen bestückt. Jetzt kannst du dir zu deinem Eintrag die Frage stellen: „Warum war das schön?“ Schon bist du wieder in den positiven Emotionen die du an diesem Tag, im Zoo, erlebt hast.
Suche nach positiven Situationen, Gesprächen, Erlebnisse und Aktivitäten, die dich glücklich und zufrieden machen. Du wirst viele in deinem Leben finden.
Ein Fehler wird oft, begangen dass die Menschen nach zu großen Dingen suchen. Schau auch auf die Kleinigkeiten, die in deinem hektischen Alltag so oft untergehen. Eine kleine blühende Blume am Wegesrand, ein Lächeln einer Person an der Bushaltestelle oder der erste Schmetterling, den du in diesem Jahr gesichtet hast. All diese Erlebnisse sind voller positiver Emotionen.

Sauge sie alle in dir auf,
damit du am Ende des Tages sagen kannst,
das war ein Tag voller positiver Eindrücke.
Heute habe ich einen glücklichen Tag gelebt!

Was für Möglichkeiten gibt es diese als Ritual zu etablieren?

Das Setzen von Ankern finde ich in Verbindung mit positiven Emotionen, ein sehr gutes Ritual. Du kennst das Setzen eines Ankers vielleicht von früher. Bei bestimmten Situationen oder Gelegenheiten in deinem Leben hast du ein Musikstück gehört.

Zum Beispiel das erste Mal als du verliebt warst. Wenn bei eurem ersten Treff ein bestimmtes Lied lief und du hörst es vielleicht im Radio wieder, dann wirst du dich später an diese Situation erinnern. Auch wenn es schon viele Jahre her ist, hast du mit dem Lied einen Anker, eine Beziehung, für dieses Erlebnis.
So kannst du dir auch Anker für die positiven Emotionen setzen. Wenn du das Haus verlässt, um zur Arbeit zu gehen, kannst du für eine Minute innehalten und dich an dem Wetter und der Natur freuen, die jeden Tag für dich sorgt. Auch die Übungen der Dankbarkeit sind in diesem Zusammenhang zu nennen. Du kannst deine positiven Emotionen spüren, wenn du für etwas dankbar bist und die Dankbarkeit zu einem täglichen Ritual für dich anlegst. Schreibe deiner/m Liebsten/m morgens einen kleinen Liebesgruß auf einen Zettel. Alleine durch das Aufschreiben werden bei dir schon positiven Emotionen aktiviert und später beim Leser natürlich auch.
Nutze jede Gelegenheit, um dir zu überlegen, wie du es schaffst die positiven Emotionen zu einem festen Bestandteil deines Lebens zu machen. Es gibt wirklich tausende. Du brauchst nur ein wenig Kreativität und die Bereitschaft das Positive für dich aufzusaugen. Richte deine Wahrnehmung auf Positives aus und freue dich über jede Gelegenheit diese Emotionen spüren zu dürfen.
Mein persönliches Lieblingsritual ist mein morgendlicher „Jump-Start“. Diese Art aufzuwachen und gleich früh am Morgen für mich zu sorgen ist sehr angenehm und voller positiver Emotionen.

Beginne jeden Tag mit positiven Emotionen und versuche diese im Laufe des Tages weiter auszubauen!

Interviews der Energiebotschafter zur Energie der Emotionen

Lina, wie ziehst du deinen Emotionen Energie?

- Krankheit (Familie)
- Stressiger Alltag
- Schlechte Nachrichten
- Wenn ich Fehler mache

Lina, wie gibst du deinen Emotionen Energie?

- Familie
- Dankbarkeit
- Gute Gespräche
- Wenn mir etwas gelingt

Matthias Balle, wie ziehst du deinen Emotionen Energie?

- Falschheit
- Achtlosigkeit
- Die Unbedachtheit der Menschen / verletzend

Matthias Balle, wie gibst du deinen Emotionen Energie?

- Familie
- Wenn FC Bayern gewinnt
- Freunde
- Liebe

Heike, wie ziehst du deinen Emotionen Energie?

- Zu viel Arbeit
- Zu wenig Schlaf
- Streit

Heike, wie gibst du deinen Emotionen Energie?
- Sauna
- Ein schöner Spaziergang
- Kaffeeklatsch
- Ein neues Kleid

Matthias Beier, wie ziehst du deinen Emotionen Energie?
- Lustlosigkeit
- Disharmonie
- Oberflächlichkeit

Matthias Beier, wie gibst du deinen Emotionen Energie?
- Harmonie
- Liebe
- Nähe
- Natur

Wie fühlt es sich für dich an, wenn du deinen Emotionen Energie nimmst und du Enge spürst?

Lina:
„Fühle mich im Stich gelassen, bin gestresst und mache mir über negative Kleinigkeiten noch mehr Gedanken. Dadurch wird die Situation dann nur noch schlimmer.“

Matthias Balle:
„Dann bin ich am Anfang oft verzweifelt und denke das kann doch nicht sein. Ich Zweifel dann an anderen weniger, wie an mir selber. Wenn meine Energie runter geht, muss ich mir Freiräume schaffen, um wieder mehr Energie zu tanken.“

Heike:
„Wenn mir bei den Emotionen Energie genommen wird, dann habe ich schlechte Laune und bin unausgeglichener. Ich höre

anderen nicht immer richtig zu. Besonders belastet mich in dieser Situation, wenn ich dadurch dem Gegenüber nicht richtig zuhöre und mich nicht für seine Belange interessiere. In solchen Situationen spüre ich wie mir die Energie auf der Ebene der Emotionen genommen wird und das belastet mich."

Matthias Beier:
„Ich fühle mich dann sehr schwer und energielos. Sowie kaputt und ausgelaugt. Unfähig Dinge zu tun. Wie ein Schiff, das zu schwer beladen ist und zu viel Tiefgang hat. Es fällt mir dann schwer, mein Unternehmen zu manövrieren und klar im Kopf zu bleiben.

Wie fühlt es sich für dich an, wenn du deinen Emotionen Energie gibst und du Weite spürst?

Lina:
„Dann habe ich das Gefühl, dass ich einfach alles erreichen kann. Ich bin dann sehr fröhlich, glücklich und lache viel. Alle anderen schauen zwar immer komisch, aber ich bin total positiv und stecke sie damit auch an."

Matthias Balle:
„Dann blühe ich auf, wie eine Blume. Ich gehe auch ganz anders auf andere zu und möchte Aktivitäten mit dem Gegenüber unternehmen. Ich weiß ganz genau, wer mir guttut und wer nicht. Die, die mir nicht guttun die lasse ich einfach weg. Ich trenne mich von EnergieRÄUBERN."

Heike:
„Durch die positiven Emotionen bin ich aufgeschlossener, freudiger, glücklicher. Wenn ich mich gut fühle, fällt es mir leichter dankbar zu sein. Dieses Gutfühlen der Emotionen finde ich dann gesamt wichtig damit ich mich wohl- und auch selbstbewusster

fühle. Die Emotionen haben für mich viel mit dem Selbstbewusstsein zu tun."

Matthias Beier:
„Wenn der Akku aufgeladen ist, fühlt man sich auf einmal frei und unbeschwert. Man hat wieder Lust auf neues und sieht die Welt wieder rosarot. In diesem Zustand fallen mir sofort Lösungen zu alltäglichen Problemen ein und ich bin viel ausgeglichener, was ich an meine Mitmenschen 1:1 weitergeben kann.

Zusammenfassung der Emotions-Energie

Führe täglich deine Herzmeditation durch, sie bringt dir Frieden und innere Ruhe. Außerdem hilft sie dir dich als vollkommen heil und ganz zu betrachten. Sie gibt dir Wärme und Liebe. Dein Selbstbewusstsein wird durch sie gestärkt, denn wie heißt es so schön: „Ich kann alles erreichen, was ich will!" Es ist erfrischend diese Worte laut auszusprechen und es gibt dir viel Kraft.
Ein weiterer wichtiger Punkt der Emotionen ist der emotionale Schieberegler. Um einen emotional positiven Tag zu erleben, solltest du drei positive Emotionen ansammeln, um eine negative ausgleichen zu können. Stelle dir vor es wäre ein Computerspiel, indem es darum geht so viele Punkte einzusammeln wie möglich. Sammle also den ganzen Tag über so viele positive Emotionen ein, dass du am Ende des Tages sagen kannst: „Heute war ein guter Tag!" Ganz im Sinne von Marc Twains Zitat: „Gib jedem Tag die Chance, der beste Tag deines Lebens zu werden!"
Doch gehe mit deinen negativen Emotionen immer respektvoll um, denn sie haben wichtige Botschaften für dich. Lade sie zu dir ein, frage sie was sie von dir möchten, lerne von ihnen und dann lasse sie wieder ziehen.
Die große Kunst und Herausforderung ist es deine positiven Emotionen auch wirklich zu genießen. Das haben wir leider über die Jahre verlernt. Für uns sind die positiven Emotionen so selbst-

verständlich, dass wir sie gar nicht mehr richtig wahrnehmen. Das war schon immer so, das ist doch nichts Besonderes.
Sollte dein Herz einmal stillstehen, aus welchen Gründen auch immer, dann wirst du sehr dankbar sein, wenn es wieder zu schlagen beginnt. Du wirst jeden Tag dankbar sein und dich freuen, dass es so ist. Ich kenne Personen, die einen solchen Tag ihren zweiten Geburtstag nennen und ihn auch dementsprechend feiern. Lass es nicht so weit kommen, genieße jetzt schon deine positiven Emotionen.
Eine besondere Freude ist das Training der positiven Grundeinstellung. Natürlich sind positive Gedanken besser und wichtiger als negative, doch nur durch positives Denken wird sich deine Grundeinstellung nicht zum positiven verändern. Dazu gehören auch noch positive Erfahrungen und die wirst du nur erreichen, wenn du ins tun kommst. Dabei kann dir die Wahrnehmung ganz gezielt helfen.

Freue dich an den wundervollen Kleinigkeiten im Leben, sie sind positive Energie!

Die Enge/Weite Tabelle mit einigen Beispielen für die Emotionen:

Was entzieht dir Energie und macht dich eng?	Was gibt dir Energie und macht dich weit?
Trauer	Freude
Schamgefühl	Offenheit
Stress	Entspannung
Leere	Dankbarkeit
Furcht	Mut
Leid	Glück
Nachtragend	Vergebung
Unruhe	Ausgeglichenheit
Hass	Liebe
Argwöhnisch	Hoffnung

Deine Seele – Energie aus Deiner Mitte

Die Quelle deiner Inspiration

Dein Lebenssinn

Was ist dein Lebenssinn? What is the purpose of your life? Würden die Amerikaner fragen. Wenn ich diese Frage in Seminaren stelle, kommt meistens keine Antwort. Auf die Frage, wer sich diese Frage schon einmal schriftlich beantwortet hat, melden sich höchstens 10%. Dabei ist es doch die Grundlage deines SEINS, oder? Du solltest wissen warum du hier auf der Erde bist, was du hier bewegen möchtest und wie du diese Welt verlassen willst. Was möchtest du in deiner Lebenszeit erreichen, erleben oder erfahren? Das Leben ist ein Spiel, das du jeden Tag spielst. Doch dein Lebenssinn gibt dem Ganzen einen Sinn.
Also gilt es für dich herauszufinden, was du mit deinem Leben anfangen möchtest, was dir wirklich am Herzen liegt und wer du bist. Es sind Fragen wie: „Wer bin ich", die die Basis legen, um die Frage des Lebenssinns zu beantworten. Stelle dir vor du hast zwei Briefumschläge. Im ersten steht die Frage: „Wer bin ich?" ganz einfach und doch sehr komplex. Du nimmst dir 10 Minuten Zeit diese Frage zu reflektieren. Antworten wie: ein Mann/Frau, berufstätig, 1,90 groß, ein offener Mensch, mit einer krummen Nase und so weiter…

„Wer bin ich?"

Im Anschluss öffnest du den zweiten Briefumschlag. Hier steht die Frage: „Was ist mein wahres ICH?" Diese Frage geht schon etwas tiefer und hilft dir in deinen inneren heilen Kern abzutauchen und nach den Antworten zu suchen. Die Antworten werden dir noch mehr Auskunft darüber geben wer du wirklich bist. Nicht dein Ego, sondern du, dein bedingungsloses wundervolles „ICH“. Lass dich überraschen was da alles zum Vorschein kommt! Doch nimm dir bitte etwas Zeit, denn die Antworten liegen dir nicht gleich auf der Zunge.

„Was ist mein wahres ICH?“

Über solche Fragen zu reflektieren ist sehr wertvoll und du erfährst viel über dich. Ich habe Dir noch weitere wichtige Frage zum Nachdenken mitgebracht. Viele Seminar-teilnehmer sagen, dass ihnen die folgende Frage die Augen erst richtig geöffnet hat. Denk doch auch mal über diese Frage nach: „Was ist dir wirklich, wirklich, wirklich wichtig im Leben?“ Sie bringt alles auf den Punkt. Die meisten Menschen antworten auf diese Frage sehr schnell und all das, worüber sie sich immer schon Gedanken gemacht haben. Doch nach einer Zeit des Nachdenkens, werden die Antworten langsamer, überlegter, tiefsinniger und wirklich, wirklich, wirklich viel wichtiger.

Was ist dir wirklich, wirklich, wirklich wichtig im Leben?

Jetzt hast du dir eine gute Grundlage geschaffen, um an der entscheidenden Sinnfrage zu arbeiten. Meine Tochter Joy hat sich schon im Alter von neun Jahren diese Frage gestellt, also sehr früh ☺. „Was ist der Sinn meines Lebens? Warum bin ich eigentlich hier?“ Zwei sehr kurze Fragen mit einem hohen Wirkungsgrad. Ich weiß das du dir diese Fragen mehrmals im Leben stellen solltest, denn das Leben verändert sich und damit auch deine Antworten auf diese Fragen.

„Was ist der Sinn deines Lebens?"

Oft scheitern Menschen an dieser Frage, weil sie zu groß denken und vor lauter ‚höher, schneller, besser, weiter' zu keiner Antwort kommen. Diese Frage ist kein Wettkampf. Es geht hier nicht darum, wer etwas tiefgründiges zu Papier gebracht oder wer die Weisheit mit Löffeln gefressen hat. Hierbei geht es auch nicht um richtig oder falsch. Sondern nur darum, sich Gedanken zu machen: Was möchtest du auf dieser Erde mit deinem einem Leben anfangen?
Diese drei Übungen helfen dir darüber klar zu werden, was dein wichtigstes Lebensziel ist. Wonach möchtest du dein Leben ausrichten, was willst du wirklich erreichen und was ist dir in deinen Lebensbereichen wirklich wichtig? Wenn du die gesamten Übungen durchgeführt hast, wirst du die drei wichtigsten Dinge für dein Leben herausfiltern können und heute anfangen, sie in die Tat umzusetzen.

Ich wünsche dir ein sinnerfülltes,
nach deinen Werten ausgerichtetes Leben!

Deine positiven Beziehungen & dein inneres Navigationssystem

Neben dem Lebenssinn sind für mich die positiven Beziehungen die größten EnergieGEBER in der Quelle der Seele. Mit anderen Menschen zusammen zu sein und ein gemeinsames fröhliches Leben zu führen ist einer der Schlüssel für ein zufriedenes Leben und eine ausgeglichene Seele, die sich in Balance befindet. Wie heißt es im Volksmund doch so schön: „Geteiltes Leid ist halbes Leid und geteilte Freude ist doppelte Freude!" Wie wahr diese

Aussage doch ist, hat jeder schon erfahren, wenn er sich alleine gefühlt hat. Denn du musst nicht alleine durch das Leben gehen.

Ich habe die Erfahrung gemacht, wenn ich mit einem Lächeln, freundlich und respektvoll auf meine Mitmenschen zugehe, diese mir meine Freundlichkeit wieder spiegeln. Probiere es doch einfach selbst einmal aus. Geh durch die Fußgängerzone und lächle den entgegenkommenden Menschen mit einem von innen kommendem, ehrlichem und freundlichem Lächeln an. Ich bin sicher, dass du dieses Lächeln zurückgespiegelt bekommst, wenn die andere Person es bewusst wahrgenommen hat. Das ist die einfachste Methode mit deinen Mitmenschen zu kommunizieren, sich zu verständigen und in Kontakt zu treten, auch wenn du die Sprache deines Gegenübers gar nicht sprichst.
Alle Menschen freuen sich über Anerkennung, Bestätigung und Wertschätzung. Durch Anerkennung können Menschen über sich hinauswachsen. Kannst du dich daran erinnern, wann du das letzte Mal ein ehrliches Kompliment bekommen hast oder dich jemand bei der Arbeit gelobt hat?
Viele Teilnehmer meiner Workshops sagen, dass es zum Teil schon eine Weile her ist, dass ihre gute Arbeit gewürdigt wurde. Wenn du gelobt wirst, stärkt und motiviert dich das. Auch ein Kompliment, das du einem Arbeitskollegen, Vorgesetzten, Freund oder Bekannten schenkst, kann wahre Wunder bewirken. Und natürlich kannst du dich auch jederzeit selber loben.
Die Grundlagenforschung von John Gottman, der viel im Bereich der Paartherapie untersucht hat, spiegelt diese Aussagen wider. Seine Ansätze können aber auch für das harmonische Zusammenleben unter Freunden, Mitarbeitern oder Familien genommen werden. Er hat festgestellt, dass Paare, die in persönlichen Gesprächen mehr positive als negative Aussagen benutzen, über viele Jahre in einer deutlich stabileren Beziehung lebten. Wenn das Verhältnis 5:1 ist, das heißt fünf positive Interaktionen wiegen eine negative Interaktion auf, ist die Beziehung

gesund. Bei den Paaren, bei denen das Verhältnis stark unter dieses kippte, kam es häufiger zu Scheidungen.
Was kannst du aus dieser Forschung für deinen Alltag mitnehmen? Ich bin der Meinung, Du solltest in jedem geführten Gespräch deutlich mehr positive Aussagen einsetzen und benützen als negative. Das würde zu einer viel harmonischeren Unterhaltung beitragen. Du wirst auch bessere Resultate erzielen, wenn du etwas von der anderen Person möchtest.
Generell hilft dir eine beziehungsfördernde Kommunikation dabei, mit mehr positiven Menschen in Kontakt zu kommen und diese Kontakte auch intensiver zu pflegen. Wir alle möchten, dass unser Gegenüber aufmerksam zuhört, in dem Gespräch ganz bei uns ist und uns ausreden lässt, ohne ins Wort zu fallen. Man sollte glauben, dass diese Spielregeln völlig normal sind und von jedem eingehalten werden, doch weit gefehlt. Manchmal habe ich das Gefühl, es ist ein wahrer Dschungel da draußen und nur der Stärkste überlebt. So aggressiv reden die Menschen oft miteinander.
Gehe bitte mit einer positiven Einstellung auf die Menschen zu, dann lassen sich auch Konflikte schneller lösen. Und zu guter Letzt, lass gemeinsame Lebenserfahrungen wahr werden. Finde einen gemeinsamen Sinn in dem, was du machst, egal ob privat oder bei der Arbeit. Diese Punkte helfen dir dabei, Beziehungen, die du im Leben aufgebaut hast, aufblühen zu lassen.
Nimm dir gleich dein Adressbuch und durchstöbere es nach echten und wahren Freunden. Rufe sie an, frage, wie es ihnen geht, und triff dich mit ihnen. Du wirst sehen, da sind viele, die dir wohl gesonnen sind, obwohl ihr lange nichts voneinander gehört habt. Oft ist der Angerufene überrascht, nach so langer Zeit von dir zu hören. Aber die richtigen Freunde sind glücklich, dass der Ball wieder im Spiel ist ☺ und du den Kontakt wieder aufgenommen hast. Alle nicht so guten Freunde oder Energie-RÄUBER kannst du, wenn es nicht gerade berufliche Kontakte sind aus deinem Adressbuch streichen.

Natürlich gibt es auch EnergieRÄUBER unter den Mitarbeitern oder Familienangehörigen und die kannst du nicht einfach aus deinem Leben verbannen. Ich habe für dich drei Methoden zusammengestellt, wie du mit ihnen umgehen kannst. Besonders wenn es Familienmitglieder sind, vertraue auf dein inneres Navigationssystem.

1. Unterbrich die Kettenreaktion.
Denk an die Spiegelneuronen und nützte sie zu deinem Vorteil. Wenn du mit einem wütenden oder unfreundlichen Menschen reden musst, bewahre einen neutralen Gesichtsausdruck. Setze eine Körpersprache ein, die seiner genau entgegenläuft. Spiegel die Anspannung des Gegenübers nicht wieder, sonst wird dein Körper dir in den Rücken fallen und die Negativität deines Gegenübers spiegeln.

2. Errichte eine unsichtbare Barriere.
Wenn du dem Bombardement negativer Gefühle nicht einfach entfliehen kannst, empfiehlt es sich eine unsichtbare Mauer oder ein Schutzschild vor sich aufzubauen.
Das gibt dir das Gefühl, emotional geschützt zu sein, und mindert den Drang, Gleiches mit Gleichem heimzuzahlen.

3. Bleibe auf deiner Straßenseite.
Versuche nicht, den anderen ändern zu wollen. Möglicherweise lockt dich der Gedanke, du könntest dem anderen helfen, indem du ihn rettest oder ihm zeigst, „wie falsch er liegt". Aber das funktioniert so gut wie nie. Die wirksamste Methode, andere zu beeinflussen, besteht darin, selbst das Verhalten an den Tag zu legen, das du im anderen gern sehen würdest.

Lass die Menschen in dein Leben,
die dich bereichern und dir Energie geben!

Dein Fußabdruck in dieser Welt

Was für einen Fußabdruck möchtest du auf dieser Welt hinterlassen? Was bedeutet diese Aussage für dich? Für was steht dieser Fußabdruck eigentlich? Ich finde diesen Fußabdruck in meiner Sinnhaftigkeit wieder. Einer meiner Fußabdrücke ist, dass ich meine Kinder mit viel Liebe, Stärke und Ressourcen in ihre Welt entlasse. Dein Fußabdruck kann aber auch bedeuten, dass du dein Wissen an die nachfolgende Generation weitergeben möchtest. Oder dass du die Welt so wie du sie mit deinen Augen siehst auf die Leinwand bringst und so einen Beitrag für die Menschheit bringst.

Du siehst es gibt viele Möglichkeiten diesen eigenen Fußabdruck zu hinterlassen. Doch solltest du dir darüber Gedanken machen. Denn etwas Überlegung braucht es schon. Du kannst dich allerdings auch fragen: „Was möchte ich hören, wenn die Menschen bei deiner Beerdigung eine Grabrede halten?" Ich persönlich finde diesen Ansatz eher makaber und habe deshalb zwei etwas angenehmere Interventionen mitgebracht. Doch unterm Strich kommt es auf das gleiche heraus. Wie möchtest du in dieser Welt wahrgenommen werden, was sind deine Wünsche und Ziele und wie werden Personen, die dich kennen über dich reden, wenn du nicht mehr da bist? Doch in erster Linie bist du wichtig und beantwortest diese Fragen für dich.

Eine super Methode, die dich dabei unterstützt herauszufinden was du mit deinem Leben anfangen möchtest und was dein Fußabdruck in dieser Welt sein könnte, ist die Hängematten-Methode. Stelle dir vor, wie du in deiner Hängematte liegst, die du im Garten zwischen zwei Bäumen gespannt hast. Jetzt nimm dir auch wirklich die Zeit über dein Leben zu reflektieren. In deinen Gedanken bist du jetzt schon 80 Jahre alt und denkst darüber nach wie und was du alles in all den Jahren erfahren durftest. Ein Rückblick auf das Leben, dass du gerne gelebt hättest.

Die Fragen für die Hängematten-Methode:

Was hast du in deinem Leben Schönes erlebt?

Was hast du unternommen und welche Aktivitäten haben dich begeistert?

Wohin bist du gereist? Welche Orte hast du gesehen?

Welche Menschen hast du kennengelernt und was haben sie dir bedeutet?

Was für ein Mensch bist du gewesen, was hat dich ausgemacht und was sagen andere Menschen über dich?

Welche Wesenszüge, Fähigkeiten und Eigenschaften haben dich ausgemacht?

Wenn du dir im Nachgang zu dieser Übung nochmal alle Antworten anschaust und dich fragst: „Habe ich mein Leben wirklich so gelebt?" Du wirst schnell feststellen, dass du noch einiges gar nicht so umgesetzt hast, wie du es in deinen Wunschvorstellungen ausgedacht hast. Worauf wartest du noch, komm ins tun! Das Leben ist oft schneller zu ende als du es erwartest. Oft schiebt man alles Schöne auf, indem man sagt: „Das mache ich wenn, … !“ Starte heute dein Leben in deine Hände zu nehmen, triff klare Entscheidungen für ein erfülltes Leben.

Eine ähnliche Wirkung hat in meinen Augen das Erstellen einer Löffel-Liste (eigentlich Eimer-Liste, aus dem Englischen, „bucket list“). Wo kommt dieser Begriff her? Die Amerikaner sagen zu unserem Ausspruch „er hat ins Gras gebissen“ oder „er gibt den Löffel ab“ (er ist gestorben) „he hit the bucket“, daher dieser Name. Diese Liste wurde bekannt und berühmt durch den Kinofilm „Das Beste kommt zum Schluss“ mit Jack Nicholson und Morgan Freeman. Sie hilft dir, dich auf das zu besinnen, was du für wichtig erachtest und was du in deinem Leben wirklich noch erleben möchtest.
Erstelle doch einfach einmal eine Liste mit Dingen, die du in deinem Leben unbedingt noch durchführen möchtest. Dies wird die letzte Übung in der Quelle der Seele sein. Genieße sie, denn alleine das Erstellen einer solchen Liste ist schon gespickt mit positiven Emotionen. Wenn du in deinem Leben zur Durchführung der einzelnen Punkte kommst, erlebst du dein wahres Glück. Damit du Vorstellung davon hast, wie eine solche Löffel-Liste aussehen kann, habe ich dir einige Beispiele von mir mitgebracht.

Franks Löffel-Liste: auf den Kilimandscharo gehen, viel Zeit mit meiner Familie verbringen, eine Modelleisenbahn bauen, mit einem Wohnmobil die Welt bereisen, für meine Frau ein 3-Gänge-Menü kochen, einmal einen Marathon laufen, eine große Halloween-Party feiern, jedes Jahr einen Vater-Tochter- und Vater-Sohn-Tag durchführen, den Großglockner besteigen, mit einem Schamanen arbeiten, eine Woche im Kloster verbringen.

Deine Löffel-Liste:

Lass deiner Phantasie freien Lauf und schreibe alles auf was du noch erleben willst. Das ist schon eine wundervolle Übung. Wenn du dann noch ins Umsetzen kommst, wird das Ganze noch besser. Zu wissen, dass du dieses Erlebnis wirklich erleben durftest ist ein wahrer Glücksbrunnen und EnergieGEBER. Viele Menschen nehmen sich Dinge vor und sind dann schwer enttäuscht das sie es doch nicht gemacht haben. „Wenn ich Rentner bin dann … „„ das ist uns allen bekannt. Durch gesundheitliche oder andere Beweggründe kommt die Umsetzung aber häufig nicht zum Einsatz. Schade!

Lebe dein Leben heute und mit Sinn, Freude und einer für dich wichtigen Bedeutung!

Was entzieht deiner Seele Energie?

Erkenne die EnergieRÄUBER deiner Seele

Dies ist eine kleine Ideensammlung, von möglichen EnergieRÄUBERN. sie ziehen deinen Akkus Energie aus deiner seelischen Lebens-Energie-Quelle ab:

Seele (minus): Werte, die nicht beachtet oder eingehalten werden, dagegen verstoßen, sich Sorgen machen, sich verbiegen müssen, Stress, fehlende private Kontakte, Streit, zu wenig Infos erhalten, Trauer, Ausnutzung, Verlust (von Liebgewonnenen), keine Liebe / Zuneigung, negative + jammernde Menschen, wenig / fehlende Wertschätzung , Menschen leiden sehen (allgemein), Gerüchte (Flur Talk), Neid, leere Diskussionen, Abweisung, ungeklärte Beziehungen, Hass und Leid, Lästern, Missachtung

Was bedeutet das für dich, was sind die Auswirkungen?

Die Seele ist dein Blick in deinen inneren Kern. Bist du ausgeglichen, ruhst in dir selbst und empfindest Wohlbefinden und Zufriedenheit in all deinem Tun? Ist deine Seele im Gleichgewicht?
Ist deine Seele verletzt, fühlst du dich angegriffen und fühlst dich nicht im Gleichgewicht, wird sich das auf Deine Gemütslage auswirken. Du wirst launisch, unausgeglichen und gerätst in ein Ungleichgewicht. Dieses wirkt sich dann auch negativ auf deine Emotionen und den Verstand aus.
Dein Seelenleben hat große Auswirkung auf dein psychologisches Immunsystem. Um Widerstandsfähigkeit (Resilienz) aufzubauen, damit du dich vor den Widrigkeiten des Lebens

zu schützen kannst, benötigst du eine Seele in Balance. Ist sie das nicht, kann es möglich sein, dass du dein Leben nicht mehr leiden kannst. Auf der psychischen Ebene können Verstimmungen, Ängsten, Essstörungen, Depression oder gar ein Burnout entstehen. Wobei auf der körperlichen Ebene folgende Beschwerden erkennbar sein könnten: Schlafstörungen, Bluthochdruck, Hautirritationen, Allergienen und Unverträglichkeiten, Magen- Darmbeschwerden, Rücken oder Gelenkschmerzen und Herzrhythmusstörungen. Nur um ein paar zu nennen.

Kennst du solche Aussagen? „Das schlägt mir auf den Magen!" „Das halten meine Nerven nicht aus!" Oder: „Das ist mir eine zu große Last!" Der Körper ist sehr oft das Sprachrohr der Seele. Auch hier gilt es sehr gut zuzuhören und die Ursachen zu erkennen, zu finden und zu heilen. Bringe die Seele in ein Gleichgewicht, dann geht es deinem Körper auch gleich besser.

Wie kannst du dich vor ihnen schützen?

Der wichtigste Schutzmechanismus ist deine innere Ruhe und Ausgeglichenheit. Gönne dir genügend und ausreichend Pausen. Zum Beispiel bei der Arbeit, wenn du ein Projekt beendet hast (Arbeitszeit 2 Stunden), dann gönne dir eine 15-minütige Pause danach. Oder, sowie du nach Hause kommst, nehme zuerst eine Dusche, wasche dir den Tag vom Körper und sei dann bereit für deine Frau und Kinder.

Umgib dich mit Menschen, die dir guttun. Schaue das du keine EnergieRÄUBER in deinem Leben besitzt. Sollte es solche in der Familie oder am Arbeitsplatz geben, dann wende die Techniken an, die ich dir im vorigen Kapitel angeboten hatte. Versuche dich aber auch da zu schützen, indem du auf der Straßenseite bleibst (bildlich gesprochen) und nur wenn es gar nicht anderes geht, trefft ihr euch kurz auf der Straßenmitte.

Das was du in deinem Leben haben möchtest, das gib auch anderen. Die Spiegelneuronen helfen dir dabei. Wenn du freundlich, fröhlich und wertschätzend auf andere Menschen zugehst, dann bekommst du das in der Regel auch wieder gespiegelt. Also gewinnen beide Beteiligte. Lebe ein sinnerfülltes Leben, liebe alle Wunder dieser Erde, schätze auch die kleinen Dinge. Entwickle Mitgefühl, lass dein Herz sprechen, wachse an deinen Schwierigkeiten, gib die Hoffnung niemals auf und sei bereit deine positiven Emotionen zu leben, dann kannst du dir eine gute Widerstandsfähigkeit aufbauen.

Zeige deinen seelischen EnergieRÄUBERN die kalte Schulter und bleibe bei dir!

Was gibt deiner Seele Energie?

Erkenne die EnergieGEBER deiner Seele

Dies ist eine kleine Ideensammlung, von möglichen EnergieGEBERN. Sie laden deine Akkus für deine seelischen Lebens-Energie-Quelle wieder mit Energie auf:

Seele (plus): Musik hören, Natur genießen, Sport, Urlaub, gute Gespräche, positive Beziehungen, Liebe, Verständnis, beziehungsfördernde Artikulation & Kommunikation, Vorfreude, Auszeiten, Familie (um sich aktiv wahrnehmen), Freunde, Zeit für sich, Zeit für andere, Anerkennung / Lob, Meditieren, Geben, fremde Länder und Kulturen kennen lernen, autonom sein zu können, Seele „baumeln lassen“, Vorfreude, Entscheidungen, Freizeit, Lebenssinn erkennen und nutzen (umsetzen), jemandem helfen, Lachen (Kinder), Freude, Harmonie, Spaziergänge in freier Natur (Wald), Gartenarbeit.

Was kannst du tun, damit sie Teil deines Lebens sind?

Unternehme täglich etwas das dir richtig Spaß macht. Übe ein Hobby aus, nimm dir Zeit für deine Familie,Frau/Mann und die Kinder und besonders auch Zeit für dich. Denn wenn du ausgebrannt bist, wie willst du dann andere unterstützen? Das ist wie im Flugzeug mit den Sauerstoffmasken. Zuerst streifst du sie dir über, damit du nicht ohnmächtig wirst und dann hilfst du deiner Familie. Also, plane in deinem Terminplaner Zeit für dich und Zeit für Dinge, die dich glücklich und zufrieden machen.
Halte täglich Ausschau nach Situationen, die deine Seele in einen ausgeglichenen Zustand bringen. Genieße das Musikstück zum Beispiel, dass im Radio läuft und wenn sich die Möglichkeit ergibt, dann tanze einfach dazu. Du kannst auch eine Gelegenheit ergreifen und jemandem helfen. Gib etwas, deine Zeit, dein Lächeln, deine Kraft, dein Ohr oder vieles mehr. Das ist wahrer Balsam für die Seele, für dich aber auch für den Empfänger.
Umgib dich mit positiven Beziehungen, richtigen EnergieGEBERN. Beziehungen sind so wichtig in deinem Leben, denn geteilte Freude ist doppelte Freude und geteiltes Leid ist halbes Leid. Plane täglich Zeit ein, um deine Freunde zu sprechen oder dich mit ihnen zu treffen. Diese Treffen sind erfrischend, begeisternd und heilend, also hole dir so viele wie du kannst. Leben ein Leben in Harmonie mit deinen Mitmenschen und lache so oft es geht.

Was für Möglichkeiten gibt es diese als Ritual zu etablieren?

Lebe ein Leben aus deiner Mitte. Wenn du ein sinnerfülltes, wertebezogenes, Ziel- verfolgendes und ausgeglichenes Leben lebst, hast du dein inneres Gleichgewicht gefunden.

Ein Ritual bedeutet, dass du es immer wieder durchführst, idealerweise täglich zur gleichen Zeit. Damit sich ein solches Ritual etablieren kann ist es sehr wichtig, dass es Spaß macht, dass du mit deinem ganzen Herzen dabei bist und das es dich und deine Fähigkeiten erfüllt und fordert. Sobald du erkennst wie gut dir diese täglichen Rituale auf allen Lebens-Energie-Quellen bekommen, wird es selbstverständlich für dich sie auszuführen. Die zwei besten Ritualübungen, stammen von Robert Holden aus dem Buch „Be happy“. Die erste heißt ‚Der gewonnene Tag‘. Was würdest du tun, wenn du eines Tages einen Brief bekommst, in dem steht, dass du einen Preis gewonnen hast? Du gewinnst einen zusätzlichen Tag in deinem Leben! Deine Aufgabe ist es, diesen Tag in die nächste Woche einzubauen und auch in deinen Terminkalender als solchen einzutragen. Dieser Tag hilft dir dabei, herauszufinden, ob du dein Leben schon nach deinem Lebenssinn und deinen Prioritäten ausgerichtet hast und danach lebst. Wie würdest du den einen zusätzlichen Tag in deinem Leben genießen und was würdest du gerne tun?“

Die zweite ist das 10% Spiel. Die Ausgangsfrage für dieses Spiel ist, „Was benötigst Du, um offener zu sein für Dein Glücklich sein?“ Für viele Menschen ist diese Frage viel zu groß und unpräzise. Du kannst die Übung auch mit kleineren Schritten machen, indem du zu Beginn 10% offener bist. Diese 10% sind machbar, das kannst du im Laufe des Tages schaffen und du wirst am Ende ein Erfolgserlebnis haben.

Hier einige Beispiele:
Heute bin ich 10% mehr: dankbar, liebend, präsent, offen, optimistisch, ehrlich, vertrauend, empfangend, akzeptierend,

herzlich, wertschätzend, anerkennend, unterstützend, höflicher, gebend, energiegebend, verständnisvoll, ausdauernd, fleißig, durchsetzend, ausgelassen, wild, fröhlich, lachend, schlichtend uvm.
Diese beiden Übungen sind so wichtig und ganz leicht im Alltag umzusetzen. Ich wünsche dir viel Spaß damit und lebe jeden Tag, als hättest du ihn gewonnen ☺.

Genieße jeden Tag als wäre er gezählt und das ganz und konsequent!

Interviews der Energiebotschafter zur Energie der Seele

Lina, wie ziehst du deiner Seele Energie?

- Streit
- Unruhe / Veränderungen
- Unfairness

Lina, wie gibst du deiner Seele Energie?

- Familie
- Liebe
- Slowenische Schoko Igel ☺
- Harmonie

Matthias Balle, wie ziehst du deiner Seele Energie?

- Viele der obigen Punkte
- Ungerechtigkeiten
- Emotionale Tiefschläge

Matthias Balle, wie gibst du deiner Seele Energie?

- Glaube
- Stille
- Geselligkeit
- Sport / Tennis spielen

Heike, wie ziehst du deiner Seele Energie?

- Negative Menschen
- Unordnung
- Sich bezogene Menschen

Heike, wie gibst du deiner Seele Energie?

- Entspannen
- Singen
- Positive Beziehungen
- In der Natur sein / an der See

Matthias Beier, wie ziehst du deiner Seele Energie?

- Negative Personen
- Unehrlichkeit
- Stillstand

Matthias Beier, wie gibst du deiner Seele Energie?

- Positive Personen
- Vertrauen
- Glaube

Wie fühlt es sich für dich an, wenn du deiner Seele Energie nimmst und du Enge spürst?

Lina:
„Fühle mich leer, unruhig und instabil. Ich weiß nicht in welche Richtung ich dann weiter gehen soll oder wo ich überhaupt stehe."

Matthias Balle:
„So ähnlich wie mit dem Verstand. Wenn bei mir die Seele nach unten geht, brauche ich einen Ausgleich, der die Seele wieder ins Plus bringt. Dann komme ich schnell auf den Kern, auf das Innerste."

Heike:
„Wenn mir Energie genommen wird bin ich traurig, bin in mich eingekehrt, dass ich meinen Mitmenschen gegenüber weniger offen bin. Ich mache mir dann Gedanken darüber, warum das jetzt so ist und es einem so geht. Ich ziehe mich dann öfters zurück, um mein inneres Gleichgewicht wieder zu finden. Dann bin ich eine Suchende. Interessanterweise treten dann Menschen in mein Leben, die mir neue Impulse geben und mich unterstützen."

Matthias Beier:
„Ich fühle dann ein gewisses Ungleichgewicht aber auch Unlust und ein Unwohlsein. Teilweise sogar krank. Wenn meine Seele in Disbalance gerät, bin ich aus dem Gleichgewicht und mein Leben läuft nicht so wie ich es gerne hätte.

Wie fühlt es sich für dich an, wenn du deiner Seele Energie gibst und du Weite spürst?

Lina:
„Das ich alles bewegen kann und immer was Positives passieren kann. Das ich gut bin und das ich mich wertschätze, so wie ich bin. Ich bin stolz auf mich."

Matthias Balle:
„Ich fühle mich dann plötzlich gut, fast als hätte ich Drogen konsumiert (Lachen). Was ich jedoch noch nie getan habe, also kann ich es eigentlich nicht vergleichen. Ich versuche den Zustand mal mit meinen Worten zu beschreiben: alles ist warm, hell und wohlig."

Heike:
„Meine Seele kann ich auftanken und kann dann offen mit meinen Mitmenschen umgehen. Das wirkt sich auf alle anderen

Felder in meinem Leben ja mit aus. Wenn die Batterie aufgeladen ist und es mir gut geht, dann bin ich dankbar. Ich kann die Dankbarkeit besser annehmen und es ist mir bewusster, wie gut es mir geht."

Matthias Beier:
„Das bedeutet für mich Horizonterweiterung. Positive Energien, Lust auf Neues. Ich kann wieder träumen, oder meine Träume ausleben. Nach vorne schauen und ich empfinde ein großes Gefühl von Empathie und Harmonie.

Zusammenfassung Seelen-Energie

Deinen Lebenssinn zu finden und dein Leben danach auszurichten ist ein wichtiger Motor für deine Zielerreichung, deine Berufs- und Partnerwahl aber auch für die eigene Freizeitgestaltung. Wähle dir sorgfältig aus was dir im Leben wichtig ist, denn am Ende solltest du sagen können, ich habe mein Leben in vollen Zügen gelebt und nichts ausgelassen. Ich lebte ein erfülltes Leben und ich würde es jederzeit wieder so machen.
Auch die Wahl deiner Beziehungen ist eine sehr wichtige. Umgib dich mit Menschen, die dir wohlgesonnen sind, die Freude verbreiten und die dir jederzeit Energie geben. Pflege diese Beziehungen, sorge dich um andere und habe Spaß am Geben. Das freut den Empfänger aber auch für dich als Geber ist es Balsam für die Seele.
Zu guter Letzt, welchen Fußabdruck möchtest du auf dieser Erde hinterlassen? Ich liebe diese Frage. Sie eröffnet mir ein großes Spektrum an Möglichkeiten, aus denen ich schöpfen kann. Wie geht es dir dabei, wenn du sie dir stellst? Habe Spaß daran herauszufinden was dein Fußabdruck sein wird. Vielleicht sind es deine Kinder, ein Buch, eine Rede, ein Geschenk oder einfach ein tief von innen kommendes Lächeln.

Deine Seele liebt Harmonie, inneren Frieden und die Liebe. Sorge dafür, dass diese drei Dinge in deinem Leben bestehen!

Die Enge/Weite Tabelle mit einigen Beispielen für die Seele:

Was entzieht dir Energie und macht dich eng?	Was gibt dir Energie und macht dich weit?
Ständige Strebsamkeit	Zeit für sich in Stille
Streit	Harmonie
Getrieben	Gelassen
Antriebslosigkeit	Motivation
Der Umwelt & dem Umfeld glauben	Auf die innere Weisheit hören
Wut & Hass	innerer Frieden
Ziellosigkeit	Lebenssinn
Verzweiflung	Zuversicht
Kontrollzwang	Vertrauen in das Universum
EnergieRÄUBER	EnergieGEBER

Zusammenfassung der Energiebotschafter

Was würdest du sagen, wie wichtig sind dir die EnergieGEBER für deinen Körper, Verstand, Emotionen und deiner Seele?

Lina:
„Sehr wichtig, meine Familie steht hinter mir an zweiter Stelle. An erste Stelle bin ich selber, weil ich mich ja immer selber pushen und motivieren kann. Meine Familie unterstütz mich aber in allen vier Bereichen. Sie sind mein solider Anker.“

Matthias Balle:
„Das sind die Punkte, auf die ich mich konzentrieren möchte. Die ich bewusst in den Vordergrund stelle. Alles andere möchte ich wegschieben. Ist halt manchmal nicht so einfach. Ich komme auch nicht annährend an die 100% heran, wenn ich zum Beispiel krank werde, denn das mache ich ja nicht bewusst.

Heike:
„Sehr wichtig. Denn diese positiven Energiegeber halten mich gesund und es geht mir gut. Damit ich mein Leben so gestalten kann wie ich möchte, gesund und glücklich. Wenn ich das nicht hätte müsste ich nach Energiegebern Ausschau halten."

Matthias Beier:
„Eigentlich sind sie das Wichtigste in meinem Leben. Ohne Energie wird man leer und stirbt.

Hast du für dich selber eine Idee oder Vorstellungen wie du selbst für deinen positiven Energiehaushalt sorgen kannst?

Lina:
„Wenn ich auf mich selber konzentriert bin, läuft alles irgendwie gut, besser. Dann kann ich auch gleich erkennen, warum diese oder jene Situation jetzt schlechter war und kann es gleich verändern. Ich sollte mich mehr mit mir selber beschäftigen, was ich selbst bei mir verbessern kann. Alles was von meiner Seite aus möglich ist. Wenn hier gar nichts mehr weiter geht, dann kann ich auf die anderen Menschen hoffen. Das ich mein Leben in Harmonie mit meinen Mitmenschen lebe, diese Ruhe ist mir sehr wichtig."

Matthias Balle:
„In dem ich mir bewusstwerde, was positiv ist und mich darauf konzentriere."

Heike:
„Ja das habe ich schon fest in meinem Alltag integriert. Das ich einmal die Woche in die Sauna gehe, genügend Schlaf und Bewegung bekomme und mich mit Freunden treffe. Durch meine Gedanken und neue Affirmationen versuche ich mich positiv zu stärken.“

Matthias Beier:
„Ich werde noch bewusster negativen Menschen zum Beispiel aus dem Weg gehen. Geschäftlich verstärkt positiv denken, nach vorne schauen nicht rückwärts. Wenn es mir schlecht geht, erst eine Nacht drüber schlafen. Denn am nächsten Tag sieht die Welt schon wieder ganz anders aus.

Was würdest du in deinem Leben anders machen, damit du nicht zu viel Energie verlierst?

Lina:
„Von Menschen, die ständig negativ sind, würde ich mich abwenden. Es sind auch vielleicht nicht unbedingt die richtigen Freunde, wenn sie ständig negativ sind. Wenn eine Sache passiert ist, sollte man sich sagen, es ist jetzt so passiert, du kannst daran nichts mehr ändern. Man versucht nur unnütz darüber zu diskutieren, und kommt zu keiner Lösung. Das saugt dann Energie.“

Matthias Balle:
„Das ist gar nicht so einfach. Denn ich habe es in der Vergangenheit ja auch schon versucht mich darauf zu konzentrieren was mir Energie gibt. Aber ich bin in einem System gefangen mit Arbeit und Beruf, wo Dinge auf mich zukommen, die oft nicht geplant sind. Trotzdem belasten sie mich. Nur dann auch zu erkennen, hoppla ich muss den Schalter umlegen. Das ist das Wichtigste. Ich kann mich nicht ewig in dem Negativen gefangen nehmen lassen.

Heike:
„Wenn ich etwas anderes machen müsste, würde ich mehr darauf achten meine eigenen positiven Rituale einzuhalten. Das ich mir regelmäßiger und konsequenter Zeit für mich und meinen Körper nehmen würde. Zum Beispiel das ich gar nicht erst zu wenig Schlaf habe. Wenn es um neue Aufgaben geht würde ich öfters mal „Nein“ sagen und genau in meinen Körper hineinspüren ob ich das jetzt wirklich machen möchte oder nicht. Ich würde es mir einfach noch bewusster machen, wie ich dem Verlust von Energie entgegenwirken kann. Denn ich weiß ja eigentlich was mir guttut und das werde ich noch mehr in mein Leben holen.“

Matthias Beier:
„Geschäftlich ist es recht schwierig vieles zu verändern. Ich werde viel von außen geleitet. Ich bin leider von den großen Kunden sehr abhängig und muss mich oft nach ihnen richten. Privat kann ich dort schon eher aktiv werden. Wie ich schon sagte, negativen Menschen aus dem Weg gehen zum Beispiel. Die Harmonie suchen, in der Familie und mit der Freundin. EnergieRÄUBER weitestgehend ausschließen.“

Was wäre dein Abschlusssatz zu diesem Thema?

Lina:
„Ich bleibe weiterhin positiv, konzentriere mich auf mich selbst. Ich verändere Dinge, die ich auch wirklich ändern kann und umgebe mich mit Menschen, die mich glücklich machen.“

Matthias Balle:
„Ich glaube das ich noch am Anfang stehe. Ich bin ganz gut dabei mich auf die guten Dinge zu konzentrieren und mehr Bewusstsein schaffen, um das Negative zu vermeiden.“

Heike:
„Es hilft mir sehr, mir immer wieder bewusst Zeit für mich zu nehmen. Durch den Besuch deiner Seminare und durch die Arbeit mit dir habe ich immer wieder neue Impulse für mich mitnehmen können. Ich hole mir die Dinge in mein Leben die mir guttun!“

Matthias Beier:
„Da dieses Interview das erste ist in dieser Form, muss ich sagen es stimmt schon sehr nachdenklich. Ich werde in der Zukunft, nein ab heute, mehr in mich hineinhören. Mehr auch ans Positive denken als an das Negative.

Eine kleine Geschichte

Ich habe noch eine wundervolle Weisheit in Form einer Geschichte für dich. Verweile einen Moment, horche in dich hinein und lasse diese Geschichte einfach auf dich wirken.

Die Geschichte vom Bau einer Kathedrale:
Beim Bau einer mittelalterlichen Kathedrale beobachtete ein durchreisender Kaufmann drei Steinmetze bei ihrer schweren Arbeit. „Was machst du da?“, fragte er den ersten der Handwerker. „Das siehst du doch, ich schufte mich zu Tode“, antwortete dieser mit einem mürrischen Gesicht. Da fragte der Kaufmann den zweiten: „Und was machst du da?“ „Ich verdiene das Geld für mich und meine Familie“, antwortete dieser schon etwas freundlicher. Schließlich fragte der Kaufmann den dritten Steinmetz. Der schaute ihn aus einem schweißüberströmten Gesicht, aber mit leuchtenden Augen an und meinte: „Ich? Ich baue eine Kathedrale!“

(Trotz intensiver Recherchen ist es mir nicht gelungen, den Urheber dieser Geschichte herauszufinden.)

Diese Geschichte enthält so viel Weisheit, besonders in Bezug auf unsere positive Grundeinstellung. Wenn du weißt, warum du etwas machst, welcher Sinn sich dahinter verbirgt, dann wird jede Arbeit zu einer sehr erfüllenden. Die Frage nach dem SINN in deinem Leben ist sehr wichtig und wird ein guter Kompass sein, der dir hilft, den richtigen Weg im Leben einzuschlagen. Zu wissen warum du etwas unternimmst und dass du das wirklich und von ganzem Herzen willst, dann macht das Ganze auch SINN!“

Ich bin ein Steinmetz und ich liebe meinen Job,
denn aus jedem Stein, den ich forme,
wird eine wunderschöne Kathedrale gebaut!

Schlusswort

Du hast dein Leben selber in der Hand. Lass deine Energiequellen nicht erst auf Reserve laufen, bevor du reagierst. Achte täglich auf deine Füllstände und lade die Quellen wieder auf, bei denen du merkst das ihre Energie weniger wird. Der Lohn dafür ist ein gesünderes, leistungsfähigeres, zufriedeneres und erfüllteres Leben. Ich bin der Meinung, dass ist ein SelbstBEWUSSTES Leben und die Mühe doch auf alle Fälle wert. Was meinst du?

Viel Erfolg beim Auffüllen. Ich wünsche Dir ein Leben mit viel Energie. Tank deine Energiequellen täglich auf und ernte den Lohn dafür!

Wenn du die Inhalte des Buches in einer Gruppe vertiefen möchtest, findest du alle aktuellen Termine in meinem Newsletter und erhältst sie auf Anfrage per E-Mail: behappy@frank-fuhrmann.de. Über diese E-Mail kannst du auch jederzeit ein Einzelcoaching mit mir vereinbaren. Wenn du mir schreiben möchtest, dann bitte an Frank Fuhrmann; Pommernstr. 36; 73431 Aalen oder telefonisch über +49 (0)160-4406543. Ich freue mich von dir zu hören und wünsche dir viel Erfolg mit den Erkenntnissen und Fortschritten, die du aus diesem Buch für dich mitnehmen konntest.

Warum diese Buchreihe?

Mein Weg zur Positiven Psychologie und zu meiner gesteigerten Lebens-zufriedenheit begann im Jahre 2003 durch eigene gesundheitliche Probleme. Ich fand mich zweimal auf der Intensivstation des Aalener Krankenhauses wieder, mit der Diagnose Vorhofflimmern auf beiden Vorhöfen des Herzens. Wieso mir, ich war doch ein Mann, ein Leistungssportler und Herkules war ich doch sowie so.

Ich war völlig fertig mit den Nerven. Die schlechte Nachricht der Ärzte war, das ist wie Schnupfen das bekommst du jetzt immer wieder und die Gefahr eines Herzinfarktes oder Schlaganfalls sind stark erhöht. Na super, dachte ich so bei mir. Die gute Nachricht ist du bist organisch kerngesund. Ja dann, muss ja etwas in meinem Kopf nicht stimmen und so habe ich mich der Forschung der Positiven Psychologie zugewandt. Hier wird der Mensch im Hier und Jetzt abgeholt, seine Stärken, Fähigkeiten und Ressourcen gestärkt und so wird er in eine bessere Zukunft entlassen.

Das hat eingeschlagen wie eine Bombe. Ich stellte fest das ich meine Gesundheit und meine Lebenszufriedenheit trainieren konnte wie einen Muskel. Wie das geht wusste ich als ehemaliger Leistungssportler. Also startete ich mein eigenes Trainingsprogramm und saugte alles was es über das Thema zu lesen, zu hören oder zu sehen gab auf und gestaltete mein Leben komplett neu. Die alten Gewohnheiten, die zu meiner Krankheit führten, habe ich nach und nach aus meinem Leben entfernt.

Ich begann mich anders zu ernähren, habe mein Unterbewusstsein nach negativen Glaubensätzen durchforstet und lebe nun ein viel bewussteres Leben. Denn mein Körper redet jeden Tag mit mir und ich habe gelernt ihm zuzuhören. Eigentlich tat er das schon früher, doch ich hatte ihn ignoriert. Nie wieder. Ich lebe jetzt ein SelbstBEWUSSTES Leben und bin stolz darauf. Fange heute damit an, es lohnt sich.

Mein Ziel: „Ich möchte ohne Medikament alt werden!“
Seit nun mehr als 7 Jahre habe ich keine Medikamente mehr genommen. YES!!!
Wie das geht, habe ich dir in diesem Buch gezeigt. Doch in meinem ersten Buch „Zufriedenheit ist mein Ziel, in 8 Schritten zu einem erfüllten Leben“ kannst du noch mehr in die Tiefe dieses Themas eintauchen. Denn in dem Buch habe ich über 50 Interventionen aus der Positiven Psychologie erklärt und niedergeschrieben. Viel Spaß beim Lesen und bei deinem gesunden und zufriedenen Leben.

Über den Autor

Ich bin Frank Fuhrmann Experte für „Gesunde Spitzenleistung“ und Gründer der Vier-Lebens-Energie-Quellen-Methode. Mit dieser unterstütze ich Menschen und Mitarbeiter in Unternehmen, sich mit Energie, Produktivität und Zufriedenheit aufzutanken. Ich halte Vorträge, Seminare und Workshops zu diesem Thema und engagiere mich im betrieblichen Gesundheitsmanagement, um präventiv etwas gegen die psychologischen Ermüdungserscheinungen zu tun.

Danksagungen

Der erste Dank geht an meine großartige Familie, meine liebe Frau Susanne, meine super Kinder Dennis & Joy, meinen Vater, meiner Mutter und den Schwiegereltern für die ständige moralische Unterstützung.
Danke, mein Schatz, für deine von Herzen kommende Unterstützung und dass du wie ein Fels in der Brandung immer bei mir stehst, egal, was wir gemeinsam erleben und welche Ziele wir verfolgen. Dank auch dir, Dennis, dass du mir die Kraft gegeben hast, 2013 mit dir zwei Weltrekorde aufstellen zu dürfen. Deine aufmunternde Art, deine Unbeschwertheit und dein grenzenloser

Optimismus sind eine wichtige Kraftquelle für mich. Danke, liebe Joy, dass du ein sprühender, nie versiegender Brunnen der Freude bist. Du steckst in deinen jungen Jahren schon so voller Weisheit, dass ich viel von dir lernen kann. Dein Name macht dir alle Ehre, du bist eine FREUDE!

Danke an meinen besten Freund Klaus, der heute leider nicht mehr unter uns weilt. Er hat immer an mich geglaubt, ist bis zum heutigen Tag eine große Hilfe und Inspiration für mich.

Danke auch an meinen großen Mentor und Ausbilder, Robert Holden. Du hast mich mit deiner Arbeit sehr inspiriert. Besonders danke ich dir für deine tatkräftige und mentale Unterstützung, die du mir in Seminaren und in persönlichen Gesprächen gegeben hast.

Danke an Ralf Kollwitz und Juljan Mecklenburg, zwei großartige Menschen, die immer an mich und meine Fähigkeiten geglaubt haben. Danke für Eure bedingungslose Unterstützung, der vielen wertvollen Tipps und der liebevollen Art, die ihr mir, in der gesamten Zeit der Zusammenarbeit, entgegengebracht habt.

Ich danke dir, lieber Leser, dass du dich für dieses Buch entschieden hast. Ich wünsche dir viel Spaß beim Lesen und viele neue Anregungen, die du individuell für deine eigenen 4 Lebens-Energie-Quellen einsetzen kannst.

Die Energiebotschafter – Vorstellung und ein Dankeschön

Danke an Euch vier Energiebotschafter, für Eure Zeit und Offenheit

Lina Krhlikar *(Sportlerin)*

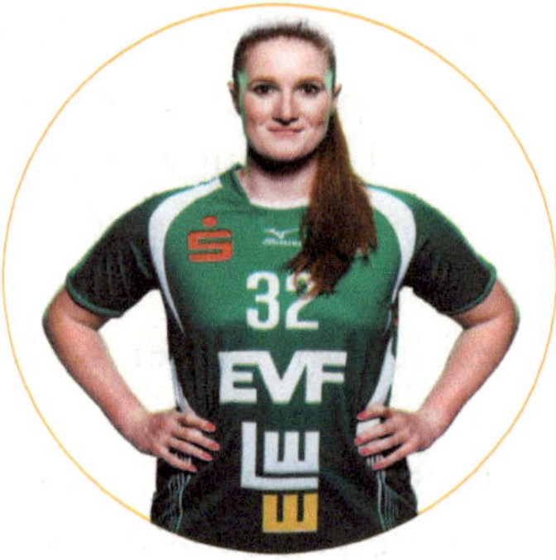

Profi Handballerin aus Slowenien,
Handballerin mit Leib und Seele

Position:	Kreis
Geburtstag:	29.06.1989
Nationalität:	Slowenien
Größe:	183 cm
Länderspiele:	64
Verein:	Frisch Auf Göppingen

Ich bin Lina Krhlikar, geboren am 29.06. 1989 in Ljubljana, Slowenien. Meine Familie ist sehr sportbegeistert, deshalb war es klar, dass auch ich die eine oder andere Sportart ausprobiere. Letztendlich habe ich mich für den Handball entschieden. Seit der B-Jugend war ich Teil der slowenischen Nationalmannschaft. Meinen ersten Profivertrag habe ich mit 19 unterschrieben. Dabei hat mich mein Weg von Spanien, über Frankreich bis hin nach Deutschland geführt. Hier lebe ich bereits seit fünf Jahren.

Meine Familie war und ist immer mein „Fan Nummer 1“. Sie ist immer für mich da – und das in allen Lebenslagen. Davon sind meine Eltern meine größten Vorbilder. Sie haben mich auch immer daran erinnert, dass jede Kariere einmal zu Ende sein kann. Aus diesem Grund habe ich mich für ein Studium der Wirtschaftswissenschaften entschieden. Zudem arbeite ich nebenher bei der Kreissparkasse Göppingen – ich habe also zwei Berufe. Aber weil ich zwei tolle Mitarbeiter Teams um mich herumhabe, bin ich immer motiviert und gut gelaunt.
Durch meine „Handballreise“ habe ich mich selbst gefunden und zu schätzen gelernt, was wirklich wichtig ist. Ich freue mich, was die Zukunft für mich bereithält.

Matthias Balle *(Banker)*

VR-Bank Ostalb & Rollstuhl-Tennissportler

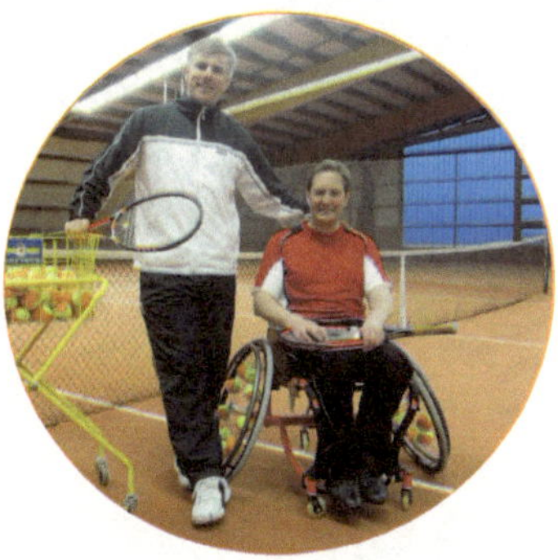

1971	Geboren
bis 1987	tolle Kindheit und Jugend auf dem Bauernhof
1987:	Ausbildung zum Bankkaufmann
1994:	Diagnose MS
seit 2007	Rollstuhlfahrer
	Beginn mit Handbiken und Rollstuhltennis
2012	radikaler Jobwechsel,
	jetzt freigestellter BR-Vorsitzender

Heike Neuberg (Erzieherin & berufstätige Mutter)

Alter: 49 Jahre
Verheiratet und 2 große Kinder, beides Jungs
Schule: war ich und habe den Realschulabschluss
Beruf: Erzieherin
Nach der Elternzeit wieder eingestiegen und arbeite seitdem mit den Jüngsten.
Hobbys: Sauna, lesen, wandern, die Natur genießen und ehrenamtlich sehr aktiv zu sein.

Matthias Beier (Geschäftsführer)

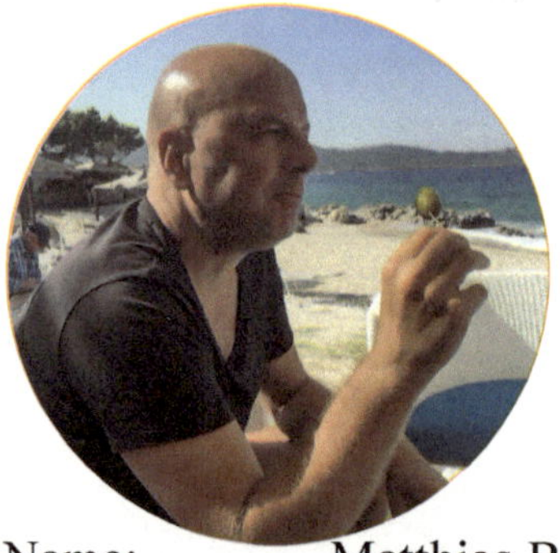

Name: Matthias Beier
Alter: 49 Jahre
Familienstand: Lebensgemeinschaft
Beruf: Geschäftsführender Gesellschafter der Beier + Seitz Elektrotechnik GmbH
Mitarbeiter: 38

Literaturhinweise

BISWAS-DIENER, ROBERT (2010). Practicing Positive Psychology Coaching: Assessment, Activities, and Strategies for Success. Hoboken, NJ: John Wiley & Sons, Inc.

BLICKHAN, DANIELA (2015). Positive Psychologie: Ein Handbuch für die Praxis. Paderborn: Junfermann Verlag

BLICKHAN, DANIELA (2015). Ausbildung zum Berater der Positive Psychologie Seminar Level 2; im Inntal Institut, Bad Aibling

BÖCKH-BEHRENS, W.-U./BUSKIES W. (2006); Fitness-Krafttraining, Thema: Superkompensation, Seite 26; Rowohlt Taschenbuch Verlag, Reinbek

Das Wunder Mensch - Unser Körper in Zahlen – Dokumentation auf Arte und YouTube: https://youtu.be/tMf26VFfHYs

DYER, DR WAYNE W. (2009). Keine Ausreden! Wie wir destruktive Denkmuster ändern können. Arkana, München in der Verlagsgruppe Random House GmbH

ELROD, HAL (2016, die deutschsprachige Ausgabe). Mirical Morning: Die Stunde die alles verändert. München: Irisiana Verlag, ein Unternehmen der Verlagsgruppe Random House GmbH

FREDRICKSON, BARBARA L. (2011). Die Macht der guten Gefühle: Wie eine positive Haltung Ihr Leben dauerhaft verändert. Frankfurt am Main (u. a.): Campus-Verlag GmbH

HAY, LOUISE L. (2004). I can do it, how to use affirmations to change your life. Hay House Verlag, USA

HAY, LOUISE L. (2011). Finde Deine Lebenskraft: Wie Affirmationen unser Leben verändern. Ullstein Buchverlage GmbH, Berlin

HOLDEN, ROBERT PH. D. (2009). Be happy: release the power of happiness in YOU. United States: Hay House, Inc.

HOLDEN, ROBERT PH. D. (2011). Seminar: Coaching Happiness; London

JACKSON, ADAM (2008). Die zehn Geheimnisse des Glücks. Hamburg: Nikol Verlag GmbH & Co. KG. Originaltitel (1997). München: Droemersche Verlagsanstalt Th. Knaur Nachf. GmbH & Co KG

KABAT-ZINN, JON (2010/15). Im Alltag Ruhe finden: Meditationen für ein gelassenes Leben. München: Knaur Taschenbuch ein Imprint der Verlagsgruppe Droemer Knaur GmbH & Co. KG; Original (1994). Where ever you go, there you are. New York Hyperion

SELIGMAN, MARTIN (2012). Flourish – Wie Menschen aufblühen. München: Kösel Verlag

SHIMOFF, MARCI & KLINE, CAROL (2008). Glücklich sein ohne Grund: In 7 Schritten das Glück entdecken, das längst in Ihnen steckt. München: Wilhelm Goldmann Verlag. Originalausgabe (2008) Happy for no reason. Free Press, a devision of Simon & Schuster, Inc.

SCHWARTZ, TONY (2010). Be excellent at anything: The four keys to transforming the way we work and live. New York: Free Press a devision of Simon & Schuster, Inc.

TALMUD; Lesung: Achte auf deine Gedanken, denn ...

THE BUCKET LIST (2007); Das Beste kommt zum Schluss; Film; USA

WARE, BRONNIE (2013 Deutsche Erstausgabe). 5 Dinge, die Sterbende am meisten bereuen: Einsichten, die Ihr Leben verändern werden. München: Arkana Verlag

WELLENSIEK, SYLVIA KÉRÉ (2012). Fels in der Brandung statt Hamster im Rad: Zehn praktische Schritte zu persönlicher Resilienz. Weinheim und Basel: Beltz Verlag

ZWICKEL, JÜRGEN (2014). Lebe dein Potenzial: 10 Schritte, die dein Handeln und Leben positiv verändern. Hamburg: Traditions GmbH

ISBN 978-3-7502-6428-1
www.epubli.de